Grundzüge

zur

Pathologie der psychischen Krankheiten.

Erläutert an Krankengeschichten

von

Dr. R. Leubuscher,
prakt. Arzt in Berlin.

Grundzüge

zur

Pathologie der psychischen Krankheiten.

Erläutert an Krankengeschichten

von

Dr. R. Leubuscher,
prakt. Arzt in Berlin.

Berlin,
Verlag von G. Reimer.
1848.

Vorwort.

Ich übergebe in den folgenden Blättern meinen Fachgenossen einige von den seit längerer Zeit vollendeten Ergebnissen meiner psychiatrischen Studien, die ich unter Ideler begonnen, unter Damerow fortsetzen durfte, die Grundlage für spätere Darstellungen, wenn die Zukunft mir eine Fortsetzung meiner Arbeiten gestatten sollte. Die äufsere Form meiner Arbeit ist eine lockere; es wird aus ihr selbst ersichtlich werden, warum ich eine äufserlich gebundene Form nicht wählen durfte und konnte, doch dünkt mich die innere Verknüpfung unschwer zu erkennen. Zwei Krankengeschichten haben mir noch aus Halle zu Gebote gestanden, die übrigen sind aus der Irrenabtheilung der Charité entnommen, die mir Hr. Prof. Ideler mit freundlicher Bereitwilligkeit zu jeder wissenschaftlichen Bemühung geöffnet hat, wofür ich ihm meinen innigsten Dank öffentlich abzustatten mich gedrungen fühle. Ich wünsche meiner Arbeit eine Kritik, aber eine solche, die nicht nur verwirft, sondern auch ergänzt und berichtigt. Mir gilt es gleich, wer das Rechte findet und ausspricht; ich würde aber stolz darauf sein, wenn meine Bemühungen wenigstens in negativem Sinne einen Anstofs geben könnten, dafs ein Stück von der naturgemäfsen Erkenntnifs des psychischen Lebens losgerissen und ausgesprochen werde.

Berlin, Anfang März 1848.

R. Leubuscher.

Inhalt.

I. Ueber die psychiatrische Beobachtung.

Wir beabsichtigen in dem Folgenden psychiatrische Krankengeschichten zu liefern und an die Darstellung des Einzelnen allgemeinere Betrachtungen anzuknüpfen. Wir halten ein solches Verfahren dem ärztlichen Publikum gegenüber, das viele Erfahrungen nicht kennt, die der Irrenarzt aus täglichem Umgang mit Geisteskranken entnimmt, für besser, als das Verständnifs und das Interesse für Psychiatrie durch allgemeine Erfahrungsnormen wach zu rufen, denen man den Vorwurf machen könnte, sie hätten gar nicht das Recht, sich auf Treu und Glauben geltend zu machen. Auch in der Psychiatrie selbst dürfte die einfache Erzählung der Beobachtung Mifsverständnissen unter den verschiedenen Ansichten eher vorbeugen, und der gegenseitigen Bekämpfung festere Anhaltspunkte gewähren. Es ist eine Eigenthümlichkeit der Irrenärzte, weil sie mehr als die andern Mediciner mit abstrakten Begriffen zu arbeiten haben, das objektive Erfahrungsmaterial bald in Begriffe aufzulösen, die nur zu oft als verblassende Schemata wieder zu Grunde gehen. Jede Beobachtung ist freilich schon eine

Abstraktion und wie wir in der rein sinnlichen Welt niemals etwas Anderes, als den Zustand unseres eigenen Sinnesnerven erfassen, wie die ganze objektive Welt nie in ihrer reinen Objektivität, sondern immer nur als eine vermittelte, durch unsere eigene persönliche Auffassung umgewandelte erscheint, so dafs es ein Schlufs ist, eine reine Abstraktion, wenn ich sage, das Ding ist so oder so, Diefs oder Jenes, so ist auch die psychische Beobachtung nicht der reine psychische Vorgang, wie er als ein eigener, für sich bestehender sich in's Werk setzt, sondern ein von uns nachgedachter, ein Gang, den wir mit unserem eigenen Denken nachgehen müssen. Eine Beobachtung, die also zu einem Gedachten geworden ist, geht im Denken weiter, wird zu einem Begriffe und fixirt sich durch Verknüpfung mit andern Begriffen leicht zu einem feststehenden Satze, der dann in kategorischer Form, seiner analytischen Entwicklung vergessend und sich überhebend, ohne Inhalt stehen bleibt, synthetisch das Einzelne blos nach der Bedeutung beurtheilt, die es nicht für sich, sondern für das Allgemeine hat und aus dieser Synthese heraus dem Einzelnen seine Erscheinungsform aufzwingen will. Wir müssen bei diesem Punkte noch einen Augenblick stehen bleiben; es ist zu wichtig, sich über die Art der Beobachtung erst zu verständigen.

Wir haben uns so sehr gewöhnt, die Dinge aufser uns als unmittelbar zu betrachten, dafs wir vergessen, dafs sie nicht an sich und durch sich, sondern durch uns selbst auf uns wirken. Die Anerkennung, dafs Etwas ein äufseres Ding sei, beruht wenigstens auf einem complicirteren Vorgange; es liegt darin die Empfindung, d. h. der durch die Anregung von Aufsen veränderte Zustand des Nerven, die Perception der Empfindung, endlich die Reflexion über die Empfindung. Der in uns durch das Aeufsere veränderte Zustand ruft in unserem Bewufstsein die Ueberlegung hervor, dafs die Anregung zu diesem Zustande von aufsen gekommen, dafs also ein äufseres Ding da sein müsse. (In diesem Sinne ist der Ausdruck: passive Beobachtung ein Ausdruck, der sich in der Experimentalphysiologie öfter spreizt, ein Unding; er ist richtig, wenn man blos den ungestörten Ablauf der Erscheinungen auf einen gegebenen Anstofs darunter versteht; er ist falsch, weil Viele, die ihn brauchen, nicht wissen wollen, dafs eine sinnliche Erfahrung ohne Denken nicht möglich.) Es ist nur eine gemeinsame Uebereinkunft, ein Resultat aus der ziemlich übereinstimmenden Erfahrung sehr vieler Menschen, wenn wir den Dingen eine bestimmte Qualität zuschreiben. Ebenso wie bei der sinnlichen Beobachtung, ist diefs bei einer psychologischen der Fall. Es ist eine psychische Wahrnehmung von einem Andern her nur durch Uebersetzung in mein Denken möglich. —

Man kann einwenden, die Worte, als die unmittelbarste That des Denkens, könnten ja, so wie sie ausgesprochen werden, wiedergegeben werden; sinnliche Wahrnehmungen müfsten erst in Begriffe umgewandelt werden, ehe wir Worte daraus machen, aber der schon zum Wort gewordene Begriff bliebe doch derselbe, wenn ich nur dieselben Laute wiederhole. So könnte ich die Beobachtungen von Geisteskranken ganz passiv hinstellen, so dafs jeder Mensch hernach noch, wenn er überhaupt die Fähigkeit dazu hat, die Möglichkeit besäfse, aus meiner Beobachtung seine wissenschaftlichen Schlüsse zu ziehen. Es scheint, dafs ich mich somit in der Psychiatrie auf einem viel sicherern und begründeteren Boden befinde, als in den andern Naturwissenschaften; hier habe ich mit keiner Illusion meiner Sinne zu kämpfen, mit keiner eigenthümlichen Konstitution meiner Sinnesorgane, die meine Beobachtung verfälschen könnte. Die Worte, die ich gehört, sind eine unumstöfsliche Wahrheit; sicherer, als die Beobachtung des Mikroskopikers, der sieht, wie die Zellenmembran dem Kern an der einen Stelle näher anliegt, als an der andern, sicherer, als der verschleierte Hauch in einer Kaverne. — Aber hat die Wiederholung der Worte an sich wirklich eine Bedeutung? Sie ist so lange todt, bis das eigene Bewufstsein sie wieder belebt und die Begriffe, die zu Grunde liegen, nachdenkt. Es wäre allerdings sehr zweckmäfsig, wenn man von einem Geisteskranken Alles aufschriebe, was er sagte, aber einmal geht das nicht und dann würde Niemand eine solche Krankengeschichte lesen, denn sie wäre sehr langweilig. Aufserdem ist die Vorstellungswelt, die Welt der Begriffe nur eine von den Erscheinungsweisen des psychischen Lebens; Gefühlszustände und Willensantriebe verlangen ebenso gut ihre besondere Betrachtung. Es ist der Vortheil einer sinnlichen Beobachtung, dafs sie rein verständig bleiben kann; sie kann kalt abgewogen und hin und wieder betrachtet werden ohne Betheiligung des eigenen Gemüthes. Das geht bei Geisteskranken nicht. Die Vertiefung in ihren Zustand als in ein Objekt der Beobachtung mufs eine Art Seele haben; die Vollständigkeit und Deutlichkeit der Beobachtung hängt oft blofs von der Wärme ab, mit der wir den Zustand auffassen. Es bedarf jedenfalls einer erneuten Arbeit des Denkens, sich aus der dunkeln Betheiligung des Gefühls wieder zu erheben, eine Krankengeschichte wissenschaftlich darzustellen und die eigene Betheiligung wieder zu verwischen. Viele Beobachtungen gehen an diesen Schwierigkeiten zu Grunde; bei vielen ist die Auffassung eine rein verständige und deshalb einseitige; bei andern verdämmert die Auffassung in träumerischem Gefühlsrausch, wofür Deutschland immer ausgezeichnete Beispiele aufweisen wird. Selbstbiographieen der Geisteskrankheiten sind aus diesem Gesichtspunkte kostbare Beiträge. Man darf sie indefs nur mit Vorsicht benutzen; es ist schade, dafs man ihrer Aufrichtigkeit nicht immer Glauben schenken kann; die scharfe und feine Dialektik der noch Geisteskranken kann den Wahnsinn oft lange Zeit verheimlichen und der nur relativ Geheilte hat nur zu oft das Bestreben, seinen Wahnsinn zu beschönigen, ihn durch Unterlegung fremder, nicht aus seinem eigenen Innern entsprungener Ursachen nach aufsen zu werfen und sich dadurch, dafs er sich als den passiven Träger einer fremdartigen Gewalt darstellt, die Beschämung über eine wahnsinnige Entwicklung in seinem Innern zu ersparen. Auch mufs man daran denken, wie sehr der geistige Einflufs des behandelnden Arztes sich in der Krankengeschichte wiederspiegeln könne. Der Satz ist nach meiner Ansicht festzuhalten: Die Beobachtung des Geisteskranken wird mehr oder weniger das individuelle Gepräge des Arztes tragen, der sie gemacht hat. Es ist diefs für die Psychiatrie kein gröfserer Vorwurf, dafs sie an diesem Gebrechen krankt, als wie für jede sinnliche Beobachtung. In ihren allgemeinen groben Umrissen wird die individuelle sinnliche Erfahrung leicht von Allen wiedererkannt und nachgemacht, in ihren feineren Nüancen giebt sie zu endlosen Streitigkeiten Veranlassung; die psychologische Erfahrung hat nur insofern mit gröfseren Schwierigkeiten zu kämpfen, dafs die Menschen im Allgemeinen geübter darin sind, sich zu entschliefsen zu sehen und zu hören, als zu denken. Die Psychiatrie setzt aber die Psychologie voraus.

Wir kommen hier zu einem andern Punkte, der betrachtet werden mufs.

Ich weifs nicht, ob es mir nicht von Manchen verübelt werden dürfte, dafs ich mich mühe, in jedem Falle eine psychologische Entwicklung zu finden, mich bemühe, den Wahnsinn auf das frühere Leben der Kranken zurückzuführen, in dem gesunden geistigen Leben die Anlagen, die Anfänge des Wahnsinns aufzudecken. Es ist dies keine neue Methode, die hier vorgebracht wird, es ist eine alte, immer und immer wieder auftauchende Diskussion, die mit einer grofsen Heftigkeit geführt wird. Und doch scheint es mir gar nicht unmöglich wenigstens eine theilweise Verständigung herbeizuführen, so dafs eine Art Uebereinstimmung in die Beobachtung hineinkommt, eine Gleichartigkeit, welche, wenn auch das letzte Ziel ein ganz verschiedenes wäre, doch die gegenseitige Benutzung möglich machte.

Die psychischen Thätigkeiten sind andere, als die übrigen Nervenprozesse; die Erzeugung einer abstrakten Darstellung aus einer andern Vorstellung ist etwas Anderes, als die in sympathischen Organen stattfindende Mitbewegung. Wenn ich eine Erscheinung wissenschaftlich zerlegen will, so mufs ich sie erst in ihrer Besonderheit auffassen, ich mufs sie zerlegen erst nach ihren äufseren Umrissen, dann nach ihren inneren, mich aber vorläufig, soweit diefs zur Erkenntnifs der Erscheinung nicht selbst schon nothwendig ist, der Fragen enthalten, was sie eigentlich sei, warum sie gerade so erscheine, wie sie mit andern zusammenhänge und auf andere Erscheinungen überwirke. Kraft einer allgemeinen Ueberzeugung, einer wissenschaftlichen Errungenschaft meines Geistes weifs ich allerdings, dafs ein allgemeiner organischer Zusammenhang stattfinde, dafs die Erscheinungen in stufenweiser Gliederung auseinander hervorgehen. Die Hoffnung, das in jeder Einzelheit, auch in der, die gerade zur Beobachtung vorliegt, zu entdecken, ist eine treibende und lebendig machende, aber sie trägt, sie verlockt auch, der Untersuchung einen zu frühen Ruhepunkt zu geben, sie gestattet ein vorschnelles Genügen mit dem erworbenen Befunde. Die psychischen Symptome sind die wesentlichen Merkmale der Geisteskrankheiten; der Satz dürfte wohl von Allen ohne Anfechtung anerkannt werden; es wird Niemandem gelingen, aus der Veränderung des Pulses, aus dem Kongestivzustande des Gehirns, aus dem sauren oder alkalischen Urin, dem verminderten oder vermehrten Faserstoffgehalt des Blutes den Wahnsinn als solchen zu diagnosticiren (cf. Hagen Psychologie und Psychiatrie in Wagner's Handwörterbuch der Physiologie, Bd. 2. S. 804). Diese psychischen Symptome haben eine Entwicklung, haben einen innern Zusammenhang; es ist folglich unsre Pflicht, diefs soweit als möglich nachzuweisen. Wir müssen versuchen, diefs genetisch zu machen. Der ganze Komplex der psychischen Symptome bildet ein wüstes Chaos, so lange bis es uns gelingt, die genetischen Fäden zu finden, die hindurchführten, die uns der Geisteskranke, wenn man es recht anzufangen weifs, am besten selbst in die Hände giebt. Wir begeben uns dabei auf kein fremdartiges Gebiet, es ist keine neue, eigenthümliche Art der Forschung, es sind dieselben Erfahrungen und Grundsätze, die wir in unserem eigenen Selbstbewufstsein machen können, wenn wir wollen. — Bei der Auseinanderwicklung und Zurückverfolgung der psychischen Vorgänge kommen wir zu ihrer Entstehung aus leiblichen Zuständen Das ist der Punkt, wo in der Psychiatrie das Reich der Hypothese anhebt. Erscheinung ohne Stoff ist nicht denkbar, ist der Satz, der sich an die Spitze stellt. Es kann Niemand dagegen Etwas einwenden, er ist richtig; man hat ihn aber so geformt, dafs man sagt: die Erscheinung ist der Stoff selbst. Weil das Psychische an einem Stoffe zur Erscheinung kommen mufs, weil das Nervensystem dieser Stoff ist, das Gehirn eines der Centralorgane des Nervensystems, so ist das Gehirn das Organ der geistigen Thätigkeit. Das Alles wäre noch ganz richtig, wenn man nicht, einen Schritt weiter gehend, vergessen hätte, dafs die geistigen Erscheinungen eben andere, als die sonstigen Gehirnerscheinungen. Es soll in diesem Sinne blos Gehirnkrankheiten und keine Geisteskrankheiten geben. Wenn man aber zugiebt, dafs das Gehirn einmal eins der Centralorgane der Sensibilität, der Motilität, dann Organ der geistigen Thätigkeit, wie man diefs zugeben mufs, so liegt darin die Anerkennung von der Eigenthümlichkeit der geistigen Thätigkeit. Man macht an dieser Stelle häufig einen umgekehrten Schlufs. Man sagt: „Weil alles Sinnliche wahrnehmbar, ist auch alles Wahrnehmbare sinnlich." Das ist nicht richtig, es pafst auf die psychischen Erscheinungen nicht; das Geistige geht durch die Sinne hindurch, aber ist selbst nicht sinnlich; es ist als ein menschliches während der ganzen Dauer seiner Existenz von der Sinnlichkeit genährt, fortgebildet und unauflöslich an sie gebunden, aber die Sinnlichkeit ist nur eine Bedingung, unter der es zur Erscheinung kommen kann. Die Psychiatrie hat sich um das Werden der geistigen Thätigkeit zu bekümmern; sie hat die Hoffnung, dafs sie auf dem Wege der analytischen Erforschung der krankhaften geistigen Erscheinungen in die gesunde Psychologie eine neue Entwicklung bringen werde, aber die Frage, was der Geist oder die Seele sei, gehört einem andern Gebiete an; das ist eine Frage, die nur verwirrend in die Psychiatrie hineintönt und die in synthetischer Fassung beantwortet, so mancher einseitigen Theorie Vorschub leistet.

Der Grund der geistigen Thätigkeit ist, wenn ihn die Untersuchung unberührt, als räthselhaft stehen läfst, nicht räthselhafter, als der letzte Grund der Verdauung. Denn wenn ich sage: die Verdauung ist eine Funktion des Magens, so ist diefs keine erschöpfende Erklärung; der Magen mit seiner Schleimhaut, mit seinen Pepsin absondernden Drüsen etc. ist nur eins von den die Verdauung vermittelnden Werkzeugen, ist aber nicht der Grund der Verdauung.*) Die Schwierigkeit wird nicht gehoben, wenn ich den chemischen Prozefs der Verdauung unter gleichen Verhältnissen äufserlich nachmache; ich operire dann immer nur mit aus der lebendigen Natur entnommenen Stoffen. In der Psychologie existirt aufserdem noch die Schwierigkeit, dafs wir eine Denk- oder Fühlmaschine äufserlich nicht construiren können, dafs es uns keinen Augenblick gelingt, unser eigenes oder fremdes Denken sich selbst entwickelnd vor uns hinzustellen; denn unser Ich mufs selbstthätig die ganze Entwicklung durchmachen. So

*) Eine genaue Untersuchung kann solch zusammengesetzte Prozesse auf sehr einfache Bedingungen zurückführen, indem sie die Glieder, aus deren Zusammenwirkung der Prozefs hervorgeht, in ihrem eigentlichen, einfachen, durch die Einwirkung der andern noch nicht veränderten Zustande beschreibt und nachweist. Eine genaue physikalische Demonstration der Art hat zunächst den Vortheil, dafs sie die den Prozefs vermittelnde Eigenthümlichkeit, die man schlechthin als an demKomplex aller Glieder haftend zu betrachten geneigt ist, als eine unendlich vielfache darstellt, die sich bei weiterer Forschung mehr und mehr auf allgemeine physikalische Gesetze zurückführen läfst. Damit ist indefs der Prozefs selbst noch nicht erklärt; ich habe immer nur die einfachen Bedingungen, unter denen er zu Stande kommen kann. Warum er jedesmal bei ihrem Zusammentreffen zu Stande kommen mufs, ist nicht bewiesen und nicht beweisbar. Zu sagen: er ist; das ist eine unwiderlegliche Thatsache, wäre ein *circulus in demonstrando*. Die allgemeineren physikalischen Gesetze bleiben der letzte nicht mehr zerlegbare Grund. Das Räthselhafte des lebendigen Zeugens und Schaffens ist durch Nachweis allgemeiner physikalischer Gesetze weiter hinausgeschoben, und wir müssen das thun, so lange es angeht, aber es ist nicht gelöst. Ich kann jetzt mit dem Satze: das Pepsin übt eine zersetzende Wirkung auf Nahrungsmittel aus, ebenso wenig etwas Weiteres anfangen, als mit dem Gesetz der Gravitation, wenn ich auch alle erfahrungsgemäfsen Bedingungen, welche seine zersetzende Wirkung möglich machen, nachgewiesen habe.

kann und mufs ich den Satz: das Gehirn ist das Organ des Denkens, anerkennen, ohne aber damit etwas Besonderes gesagt zu haben, ohne mir deshalb einbilden zu dürfen, den nach Lösung ringenden Zweifel, was die geistige Thätigkeit eigentlich sei, irgendwie befriedigt zu haben.

Sehr viele Unklarheiten verbergen sich bei einzelnen Beobachtern in dem Worte: Anthropologie und anthropologische Darstellung der Psychiatrie; wie ein Mantel überdeckt sie mit weiten Falten die scharfen, hervorspringenden Kanten. Die psychische Signatur der Organe, die in der Anwendung auf's Gehirn als Phrenologie erscheint, ist eins ihrer praktischen Resultate. Die Hoffnung, welche die Phrenologie der Psychologie gewährt, liegt in sehr weiter Ferne; Lotze hat das Verfahren der Phrenologen hinreichend gegeifselt, ich verweise auf seinen Aufsatz: Seele. (Wagner's Handwörterbuch der Physiol.) Ich will nur ein Beispiel der unendlichen Verwirrung anführen. In den vorderen Lappen sitzt nach Burdach das Denken; ähnlich spricht sich Bouillaud darüber aus. Aufserdem soll das Gedächtnifs von den vorderen Lappen abhängen, dann die Sprache. Die innere Sprache, die Erzeugung von Worten soll in der grauen, die Artikulation der Worte mehr in der weifsen Substanz ihren Sitz haben. Alquié läfst die Aufhebung der Sprache von einer Läsion der vorderen Lappen, des Centrum semiovale, des Thalamus opticus, der Oberfläche des Corpus striatum, des hintern Lappens abhängig sein, Belhomme betrachtet den Verlust des Wortgedächtnisses in Gehirnkrankheiten als das sicherste Zeichen einer Läsion der vorderen Lappen. Dafs die Sprache nicht in den vorderen Lappen sitze, weil diese bei Aufhebung der Sprache intakt gefunden wurden, dafür erklären sich Pinel, Paillard, van Coëtsem, Cruveilhier, Duplay, Jobert, Rodrigues, Velpeau, Longet. Serres hält das Centrum semiovale, Cruveilhier den Pons, Pinel die Corp. olivaria, Andere das kleine Gehirn für das Organ der Sprache. Treviranus legt den Sinn des Geruchs in die vorderen Lappen.

(cf. W. Nasse *de singularum cerebri partium functionibus, Bonnae 1845. p. 21.*) Es stehen auf jeder Seite, für jede Ansicht die Namen ausgezeichneter Forscher da; wem soll man glauben, an was soll man sich nach einer solchen Zusammenstellung halten?

Es mufs eine anthropologische Einheit geben, denn der Mensch ist weder ein reiner Geist, noch ein reiner Körper, er ist immer nur ein denkender, fühlender, wollender Mensch Aber diese anthropologische Einheit mufs sich aus der analytischen Aneinanderfügung und Heranführung beider Erscheinungsreihen, der geistigen wie der leiblichen, ergeben. Wenn sie als ein fertiges Schema sich der Einzelbeobachtung aufzwingt, so nimmt sie dem empirischen Inhalte des einzelnen Falles sein Recht, sie kann ihn nach der individuellen Neigung des Beobachters verfälschen. Die psychische Gestaltung des Wahnsinns wird im Allgemeinen mehr vernachlässigt, als die körperliche. In der Erörterung der Ursachen fühlt man mehr das Bedürfnifs, aufzuzählen, welche Krankheiten der Wahnsinnige früher überstanden, als nachzuforschen, wie er früher gedacht, wie er gefühlt, wie er psychisch gebildet worden sei.

Das sind die Schwierigkeiten und eine Skizze der Grundsätze, die ich mir für das Studium der Geisteskrankheiten vorlege. Ich weifs sehr wohl, dafs das Können weit hinter dem Wollen zurückbleibt, es scheint mir aber schon ein Gewinn, wenn man zum Bewufstsein gekommen ist, was man soll.

II. Krankengeschichten.

Fall I. Erotomanie bei einem Manne. Erscheinung seiner Geliebten im Traume. Illusion im wachen Zustande. Tod an Lungentuberkulose.

B, 25 Jahr alt, Kattundrucker aus einer kleinen Stadt der Provinz Sachsen, ohne erbliche Anlage zu Geisteskrankheiten wurde den 29. April 1845 in die Irrenanstalt zu Halle aufgenommen.

Mittlerer Gröſse, schlank, im Ganzen kräftig gebaut, mit derber Muskulatur. Rothe Haare, sehr feine Haut, die auffallend trocken und gelblich gefärbt ist. Sein thorax ist schmal, die übrigen Organe sind gesund, und auſser einem etwas trägen Stuhlgange gehen seine Funktionen normal von Statten.

Bis 1841, wo er an Scabies litt, die aber binnen Kurzem geheilt wurde, soll er immer gesund gewesen sein. Onanie soll er lange Zeit getrieben haben. Von Kindheit an mehr still und schweigsam soll er auf seine Kameraden den Eindruck eines Menschen gemacht haben, der sich aus einem gewissen Stolze zurückzieht, der sich für etwas Besseres hält, als die Andern. Auf seiner Wanderung durch Deutschland arbeitete er auch in einer Fabrik in Himberg bei Wien und lernte dort die Tochter eines benachbarten Schenkwirths, Namens Rosine, kennen, zu der er eine stille, aber desto innigere Zuneigung faſste. So groſs war die Schüchternheit seiner Liebe, daſs er nie wagte, sich ihr selbst zu nähern, und nur ein einziges Mal bat er zaghaft ihre Eltern um die Erlaubniſs, sie zum Balle führen zu dürfen, was ihm diese als einem wildfremden Menschen mit dem einfachen Bemerken abschlugen, daſs es ja doch nicht Sitte sei, daſs Mädchen ohne ihre Eltern einen Ball besuchen dürften. Er wagte keinen zweiten Schritt, sondern gekränkt durch das Miſstrauen und traurig über die Nichterfüllung seiner Hoffnung kehrte er bald in seine Heimath zurück, wo er überdieſs noch seiner Dienstpflicht zu genügen hatte; er muſste bald nach seiner Rückkehr in ein Infanterieregiment eintreten. Bald nach seinem Eintritt (im April 1844) fing er an über allerlei Beschwerden zu klagen und verlangte in's Lazareth gebracht zu werden, woraus er aber nach einigen Tagen schon wieder entlassen werden muſste, weil kein objektives Symptom an ihm zu entdecken war. Ein leichtes Katarrhalfieber gegen Ende Mai machte seine abermalige Aufnahme nöthig; doch war damals noch keine Spur einer geistigen Störung an ihm zu entdecken, die erst Mitte Juni zum vollen Ausbruche kam. Er verlieſs, als er Schildwacht stehen sollte, seinen Posten, ohne auf den Zuruf eines Officiers zu hören, benimmt sich beim Exerciren sehr ungeschickt, und als man ihn darüber zur Rede stellt, wirft er endlich das Gewehr mit den Worten fort: „Zum Donnerwetter, nun exercire ich keinen Schritt mehr." In dem Verhör giebt er anfangs noch zusammenhängende Gründe an; er entschuldigt sich, daſs ihn Andere zu diesen Verstöſsen gegen die Disciplin gereizt hätten, daſs sie ihm auf die Hacken getreten und ihm das Exerciren dadurch verleidet, dafs sie ihn „rother Hund" geschimpft etc.; aber einzelne, gänzlich verworrene Redensarten verrathen schon seine Krankheit. In den weitern Verhören ergiebt sich, dafs er bald nach seinem Eintreffen in Erfurt immerfort von dem Gedanken an seine Liebe erfüllt, ein Mädchen im Hause des Inspektors, das gerade ein Kind auf dem Arme trug, für seine Rosine gehalten habe. Im Anfang Juni erscheint ihm seine Geliebte oder vielmehr das Mädchen, das er in Erfurt gesehen, in der Nacht und erzählt ihm voll bitterer Reue, dafs sie ein Kind von einem Andern habe, dafs sie aber nur ihn liebe, ihm deshalb aus ihrer Heimath her gefolgt sei und nun bäte, sie zur Seinigen zu machen. Er sieht jenes Mädchen am Tage wieder und nur von dem Wunsche erfüllt, sich ihr zu nähern, sie zu sprechen, verläfst er seinen Posten. Im Lazareth dauern seine schwärmerischen Liebesgedanken fort und bei sich steigernder Aufregung verflicht sich der Grundgedanke der Sehnsucht nach seiner Geliebten bald mit einem bunten Kreise noch anderer Wahnvorstellungen. Seine Geliebte erscheint ihm wieder im Traume und spricht ihm Muth ein, sein Unglück und seine Gefangenschaft zu ertragen, weil er noch zu grofsen Dingen bestimmt sei. Seine Liebe füllt den ganzen Inhalt seiner Seele; was ihm begegnet wird in freundliche und feindliche Beziehung zu ihr gesetzt. Die Medicamente, die er erhält, sollen ihn unfähig machen, sich mit ihr zu verbinden, man will ihn kastriren; er weint, seufzt nach ihr, benutzt jeden Papierstreifen, um einen Brief an sie zu schreiben; er versucht Fremden seine Briefe zuzustecken oder verliert sie auf der Treppe, in den Korridors, im Garten in der Hoffnung, dafs sie Jemand aufheben und an ihren Bestimmungsort abgeben werde. Trotz, Widerspenstigkeit, ungestümes Verlangen entlassen zu werden wechselt mit Hoffnungslosigkeit, Verzweiflung in seiner Angst, die sich in der Wahl ihrer Objekte vergreift, glaubt er sich schuld an dem Tode Christi, an dem Tode eines im Lazareth gestorbenen Officiers. Er versucht, sich mit seinem Hosenträger zu erdrosseln, Glas zu verschlucken, weil er sich opfern müsse oder weil der Teufel es ihm so geboten. Dabei ist sein Gefäfssystem nicht besonders aufgeregt und alle Funktionen gehen normal von Statten. Seine Aufregung geht endlich in ein dumpfes Hinbrüten über und er wird nach mehreren Monaten, als seine Geisteskrankheit nicht mehr gefährlich erschien, in seine Heimath entlassen. Hier verbringt er mehrere Monate in wüstem Nichtsthun und müfsigem Sinnen, bis sein zweckloses

Umhertreiben endlich seine Aufnahme in die Irrenanstalt nothwendig macht. Hier bleibt er eine lange Zeit trüb und versunken und abgeschlossen gegen die andern Kranken, wie gegen jede freundliche Annäherung und Ansprache des Arztes. Er steht regungslos in einer Ecke des Fensters und starrt auf den Hof. In der Erinnerung an seine Vergangenheit, an die Geschichte seiner Liebe, die ihm vorgehalten wird, um seine noch bestehende Wahnvorstellung doch zur Aeufserung zu bringen, sieht er eine spöttische Verhöhnung, die er durch Trotz und grobes, unmanierliches Wesen zurückweisen zu müssen glaubt. Er sträubt sich gegen jede, auch die geringfügigste Beschäftigung. Aus einzelnen im Grimm der Abwehr ausgestofsenen Worten, als er einmal zur Douche geführt wird, kann man schliefsen, dafs er fürchtet, man wolle ihm direkt an seinem Leibe schaden, eine Ueberzeugung, die sich später noch schärfer bei ihm herausstellte. Auch sein Hochmuth kam gelegentlich zur Aeufserung; als seine Stiefeln zerrissen waren, wurden ihm neue Sohlen darauf gemacht, er wollte sie aber durchaus nicht anziehen, weil sie ihm zu schlecht wären, weil er so grobe Stiefeln nicht tragen könnte. Im Ganzen schien aber doch die ihn beherrschende Idee mehr trauriger und niederdrückender Art zu sein, und sein Trotz war mehr Nothwehr, als das kecke Gefühl seiner eigenen Kraft. Stundenlange Bemühung, in sein Gemüth hineinzusprechen und die Starrheit seines Wahns zunächst durch offenes, vertrauungsvolles Darlegen und Zugestehen zu beugen, brachte es kaum und selten zu einem Unterdrücken seines abwehrenden Schimpfens und zu einem mifstrauischen, weicheren Blicke. Die gewöhnlichen Zwangsmaafsregeln, die Zwangsjacke, Isoliren hatte gar keinen Erfolg gehabt; auch die Douche war ganz ohne Wirkung. Nach seiner Aufnahme waren ihm gelind eröffnende Mittel gegeben worden, sonst hatte weiter keine Indikation zu medicinischer Behandlung vorgelegen. Ende Januar wurde deshalb zur Einreibung der Brechweinsteinsalbe auf der Höhe des Scheitels geschritten. Die sehr oberflächliche Eiterung dauerte ungefähr drei Wochen. Er wurde körperlich dadurch sehr angegriffen, stöhnte Tag und Nacht über die Schmerzen und verfiel; doch auf seinen psychischen Zustand, auf seine starre Zurückgezogenheit blieb auch dieser Eingriff ohne Wirkung, sondern schien ihn nur in seiner vorgefafsten Meinung, dafs man ihn zu Grunde richten wolle, zu bestärken. Gebrochen wurde sein Trotz durch den Schmerz durchaus nicht, aber wegen der allgemeinen Depression, die schon wegen der Nichterfüllung seiner

Hoffnung sich immer steigern mufste, theilweis gehindert, mit der frühern Heftigkeit hervorzutreten. —

Mitte Februar zeigte er mehrere Tage hindurch eine fieberhafte Reaktion, trockenes Hüsteln, belegte Zunge und Stuhlverstopfung. Die Wundfläche auf dem Schädel war schon im Heilen begriffen. Obgleich ihm die Sorgfalt, mit der man diefs Unwohlsein behandelte, wohl zu thun schien, so wehrte er doch jede genauere Untersuchung namentlich der Brust mit grofser Heftigkeit ab; er fing an um sich zu schlagen, sobald ich das Stethoskop oder das Ohr seiner Brust nähern wollte. In den folgenden Wochen fortwährende Steigerung der Erscheinungen. Sehr heifse, trockene Haut, starkes Fieber, Schweifse, endlich sehr kopiös werdender Auswurf eitriger sputa mit einzelnen Blutstreifen. Trotz seiner zunehmenden Schwäche die gröfste Wuth, wenn man ihm nahe kommt; er verschmäht bessere Kost, aus Besorgnifs, dafs man ihn damit vergiften wolle, und nur der Hunger nöthigt ihn, zuzugreifen; nur selten gelingt es, ihm Arznei beizubringen. Im Mai kolliquative Diarrhoen und unter heftigen dyspnoetischen Erscheinungen am 29. Mai Tod. Den Tag vorher hatte er sich willig Senfteige legen lassen, auch einige Pulver aus Plumb. acet. mit Morph. eingenommen, doch noch eine Stunde vor seinem Tode und schon so schwach, dafs er sich kaum mehr rühren konnte, hatte er sich heftig gesträubt, als man seinen Puls untersuchen wollte. — Am 30. Mai Nachmittags Sektion im Beisein des Hrn. Geh. Med. Rth. Dr. Damerow. Allgemeine Abmagerung des Körpers. Dünne, nicht fest adhärirende Schädeldecke. Die sinus sind leer. Die Oberfläche des Gehirns normal, geringe Trübung der Häute. Mäfsige Blutfülle des Gehirns, das eine derbe Konsistenz hat. Geringe Menge von Flüssigkeit in Ventrikeln, sonst nichts Abnormes. Das Gewicht des Gehirns beträgt 3 Pfd. 2 Lth.

Bei Eröffnung des thorax erscheint die rechte Lunge comprimirt und in das hintere Mediastinum zurückgedrängt. An der Spitze ist die Lungenpleura durch frische weiche und alte narbige Exsudate fest an die Rippenpleura angelöthet. Auf der vordern Fläche des obern Lappens ist eine ungefähr thalergrofse Oeffnung, die in eine grofse, mit schmutzigem Tuberkeleiter gefüllte Kaverne führt, die sich sinuös ausbreitend mehr an der Oberfläche der Lunge hinzieht und nur an einzelnen Stellen mehr in die Tiefe geht. Rings umher, wie auch in den anderen Lappen, auch der linken Lunge, Tuberkelablagerungen in verschiedenen Stadien. In den untern Lappen schaumiges Oedem. Das Herz aufser einer mäfsigen Erweiterung des rechten Ventrikels gesund. Im Darmkanal, dessen Windungen eine richtige Lage haben, im Dünndarm tuberkulöse Geschwüre durchgängig von einer mehr länglichen Form von verschiedener Ausbildung. In der Blase einige sechsergrofse tuberkulöse Geschwüre. —

Der vorliegende Fall hat eine sehr einfache und ruhige Entwicklung. Es liegt etwas unendlich Rührendes in der Müdigkeit des Gemüthes, das festgebannt ist an einem einzigen Gedanken und erst mit seiner eigenen Vernichtung von ihm sich lösen kann. Aus dem früheren Leben von B. sind aufser der Onanie keine den Ausbruch des Wahnsinns vorbereitenden Momente bekannt. Ich glaube, dafs die Onanie, von der wir in diesem speciellen Falle nicht mit Bestimmtheit sagen können, ob und wie sie ihn gerade körperlich geschwächt habe, vielleicht hauptsächlich schuld an seiner Schüchternheit gewesen sei, an dem mangelnden Selbstvertrauen, das ihn nach einem einmal misglückten Versuche von seiner Geliebten forttrieb. Seine Sehnsucht wird zuerst in seinen Träumen wach und verkörpert; die Wirklichkeit, die sich vielleicht durch eine zufällige Aehnlichkeit in seinen Wunsch hineinwebt, spinnt sich in seinen Traum hinüber, und der lebendige Traum, der doch nur seinen losgelösten innern wachen Menschen wiederspiegeln konnte, wird ihm wieder wache Wahrheit und von diesem Augenblicke an ist er wahnsinnig. Der Beginn einer Geisteskrankheit von und durch einen Traum ist nicht selten. Ich erinnere mich eines andern Kranken, dem träumte, der ganze Harz glänze von Gold und Diamanten und sei sein Eigenthum; auch habe er zehntausend Thaler in der Lotterie gewonnen und der auf Grund dieses Traums am andern Tage anfing, Schulden zu machen und sich in Champagner zu betrinken. Es ist nicht ganz richtig, den Beginn der Krankheit gerade von dem Traume an zu rechnen; die Produktion eines solchen Traums wird in vielen Fällen schon die phantastische Verdichtung einer seit langer Zeit ersehnten Vorstellung sein und wenn die einmal erscheinende lebhafte Wirklichkeit eines Gedankens schon für eine feste Gestaltung desselben genommen und Norm zum Handeln wird, so mufste das ganze geistige Leben auch vorher schon so zerrüttet sein, dafs man es füglich nich mehr gesund nennen konnte. Ob und wie weit sich bei B. das Traumleben in eine wache Sinnestäuschung fortgebildet, ist aus den mitgetheilten Angaben nicht ersichtlich und war aus ihm selbst nicht zu ermitteln. Es ist aber, wenn man an andere Fälle denkt, wahrscheinlich, dafs die Erscheinung seiner Geliebten, wenn auch hauptsächlich in der Nacht, doch nicht blos im Traume stattgefunden habe. Wenigstens läfst seine ungeheure Starrheit auf eine noch thatsächlichere Bestätigung, als sie ihm durch einen Traum gegeben werden könnte, auf eine Bestätigung durch eine wirkliche Sinnestäuschung schliefsen. Seine Geliebte erscheint ihm wieder, als es ihm schlecht geht; sie ermuthigt ihn, auszuhalten und weist in die Zukunft künftigen Glücks; sein Stolz entspringt zunächst aus der Hoffnung; aus der Niedrigkeit und Demuth und dem niederdrückenden Gefühl, verstofsen und verschmäht zu sein, erhebt sich als Entschädigung der Gedanke, dafs er noch zu hohen Dingen bestimmt sei. Seine Geliebte, die ihn verstofsen, wird von ihm um deswillen erniedrigt; weil das Mädchen, das er in Erfurt sah, zufällig ein Kind auf dem Arm hatte, mufste seine Geliebte sich mit einem Andern vergangen haben und reuig ihm nachziehen und ihn bitten, dafs er sie wieder erhöhe. Der individuelle Hochmuth B.'s mag schuld an seiner Starrheit gewesen sein; der Uebergang zum Stolz aus der Eitelkeit der Liebe ist bei Erotomanen nichts Seltenes; gewöhnlich aber vergöttlichen sie erst den geliebten Gegenstand und durch diesen secundär sich selber. Mädchen halten ihren Geliebten für Christus und durch ihre Vereinigung mit ihm werden sie dann erst die Beherrscherinnen der Welt. Bei B. mag die Onanie diese Entwicklung geändert und die Reinheit seiner Liebe, die immer mehr expansiver Natur ist, vergiftet haben. Doch enthalte ich mich darüber weiterer Bemerkungen, die schon in das nicht Thatsächliche hinüberstreifen müfsten. In der Irrenanstalt war B. zu verschlossen, als dafs man aus jener Zeit mehr als Vermuthungen über die Zustände, die er durchgemacht, aufstellen könnte. Dafs er an Tuberkulose zu Grunde gieng, bestätigt die häufig und erst kürzlich wieder von Bergmann*) ausgesprochene Ansicht, dafs Erotomanie häufig Lungenkrankheiten zur Folge habe. Bergmann erklärt sich das durch eine direkte Verbindung zwischen der Ligula und dem Vagus, eine Ansicht, die abgetrennt von seiner ganzen Betrachtung des Chordensystems im Einzelnen nicht bekämpft werden kann. Man mufs die Ansicht allgemeiner fassen, dafs deprimirende Gemüthseinflüsse überhaupt einen schwächenden Einflufs auf die Ernährung ausüben, dafs in individuellen Verhältnissen dadurch Veranlassung zu Blutalterationen, wie zu Skorbut oder zu einer in Irrenhäusern so häufigen tuberkulösen Diathese gegeben wird, die vorzugsweise als Lungentuberkulose auftritt. Ansichten, in welcher Weise der Vagus eine Rolle dabei spiele, erscheinen mir als unberufene Erklärungsversuche. —

Ich glaube, noch einen Punkt berühren zu müssen. Es ist möglich, dafs die Anwendung der Pockensalbe die Entwicklung der Tuberkulose beschleunigt habe. Ihre Anwendung ist bei erethischen und sensibeln Naturen mit grofser Vorsicht zu handhaben; der Schmerz ist neben seiner psychischen Heilwirkung ein äufserst erschöpfendes Mittel und die dadurch gesetzte Aufregung des Gefäfssystems kann bei vorhandener Diathese die Ablagerung pathologischer Produkte befördern. In diesem Falle war eine Untersuchung der Brust unmöglich gewesen und das dreivierteljährige, unverrückte Stehenbleiben seiner Krankheit verlangte durchaus ein durchgreifendes Mittel als den letzten Versuch, die Starrheit seines Wahns irgendwie zu erschüttern. Es wurde erst zur Pockensalbe geschritten, als alle übrigen Mittel, eine freundliche, milde Behandlung, wie die gewöhnlichen Zwangsmaafsregeln, sich nutzlos erwiesen hatten. —

*) Allgemeine Zeitschrift für Psychiatrie. Bemerkungen über die durch getäuschte Liebe erzeugten Seelenstörungen. 3ter Band, 1stes Heft, S. 55.

Die Anwendung der Pockensalbe hat viel Kontroversen hervorgerufen; Manche, schnell fertig mit ihrem Urtheil, verdammen sie unbedingt. Ich habe zu oft ihre entschieden günstige Wirkung gesehen, als dafs ich sie ganz verwerfen sollte; sie erscheint mir in manchen Fällen und es lassen sich Verhältnisse denken, wo die zu Gebote stehenden Heilmittel überhaupt kurz zugemessen sind und wo der Arzt nach einem Ersatzmittel suchen mufs, unentbehrlich. Trotzdem stehe ich keinen Augenblick an, die übeln Folgen einer unvorsichtigen Anwendung zu erwähnen. Es entsteht bei ihrer Anwendung auf den abrasirten Schädel Erysipel des Gesichts, bei vielen Kranken, aber nicht bei Allen. Ich habe niemals davon üble Folgen gesehen; es verschwindet bei ruhigem Verhalten nach wenigen Tagen. Dafs die Haare nach der Anwendung nicht wieder wachsen sollten und dafs also die Anwendung der Pockensalbe eine beschimpfende Marke zurücklasse ist nicht für Alle richtig; in sehr vielen Fällen, vielleicht in den meisten wachsen die Haare wieder, und man hat diefs namentlich in seiner Gewalt, wenn man die Einwirkungen nicht bis auf die tieferen Hautschichten dringen läfst. Man hat in einzelnen Fällen Caries der Schädelknochen beobachtet. Das kann aber nur bei unvorsichtiger Anwendung soweit kommen; wenn man den dicken Schorf, unter dem die Eiterung rasch um sich greift und der die Einsicht in den Grad der Einwirkung hindert, nur sorgfältig durch warme Breiumschläge losweicht und die Eiterung gehörig überwacht, so sind solche Folgen nicht möglich. In einzelnen Fällen, die während der Anwendung der Pockensalbe starben, habe ich neue Knochenauflagerungen und lokale Exsudationen in die Hirnhäute gesehen, der Stelle entsprechend, wo äufserlich Pockensalbe eingewirkt hatte, doch würde diefs noch keine allgemeine Kontraindikation und Verwerfung dieses Mittels begründen, der Erfahrung gegenüber, dafs sehr bedeutende Exsudationen, als Knochenneubildung, als Verdickungen der Dura mater, wie der Arachnoidea der Gesundheit, körperlichen und geistigen, unbeschadet bestehen. Aufserdem ist es auch nicht wahrscheinlich, dafs diese Wirkungen bei nicht lange und nicht sehr intensiver Anwendung eintreten. Worin mir aber, wie schon oben erwähnt, das eigentlich Gefährliche dieses Mittels zu liegen scheint, ist die erschöpfende Wirkung des Schmerzes auf den Gesammtorganismus und die direkte Schwächung durch die sehr profuse Eiterung, die es hervorbringen kann.

Fall II. Religiöser Wahnsinn. Tobsucht. Hallucinationen des Geruchs (Schwefelgeruch der Hölle) *).

R., Handschuhmachergeselle, 28 Jahre alt, wurde im December 1846 in dem Zustande heftiger Tobsucht in die Charité aufgenommen.

Er ist der Sohn gesunder Eltern, auch keiner seiner andern Verwandten hat jemals an einer Geisteskrankheit gelitten. In seinem 12ten Jahre hatte er ein hitziges Wechselfieber in Folge einer Erkältung beim Baden, das aber durchaus keine übeln Folgen hinterliefs. In seinem 17ten Jahre hatte er die Krätze und später litt er an öfteren Unterleibsbeschwerden, die natürliche Folge seiner sitzenden Beschäftigung, wogegen er kaltes Wasser mit vielem Erfolge brauchte. Auf seiner langjährigen Wanderschaft, wo er seinen Körper gegen alle Einflüsse der Witterung vollkommen abhärtete, wurde er auch von diesen Beschwerden völlig befreit. Er ist mittlerer Gröfse, gracil aber kräftig gebaut, blond, sein blaues Auge hat einen ruhigen und sichern Blick. An seinem Körper ist nicht die geringste Abnormität zu entdecken.

Seine Erziehung war die gewöhnliche des niedern Bürgerstandes; nicht verschüchtert und eingeengt durch übermäfsige Strenge, erwähnt er ausdrücklich, dafs er seine Knabenjahre auch hinlänglich habe geniefsen können. Der Unterricht, der ihm leicht wurde und ihm Freude machte, war der gewöhnliche einer Elementarschule. „Der Bibel- und Religionsunterricht war etwas freisinnig, d. h. unser Rektor suchte die Wunder, welche in der Bibel beschrieben sind, besonders die des alten Testamentes auf eine natürliche Art zu erklären.“ Mit 15 Jahren kam er nach Stettin zu einem Handschuh-

*) Es konnte eine durch ihre Klarheit und Natürlichkeit ausgezeichnete Selbstbiographie, die der Kranke nach seiner Genesung niedergeschrieben, wie diefs in der Charité allen Kranken, die dessen fähig, zur Pflicht gemacht wird, benutzt werden. Wo es anging, habe ich den Kranken deshalb selbst redend eingeführt.

macherneister in die Lehre, wo er 6 Jahre als Bursche und dann noch als Geselle zubrachte. Mit 21 Jahren begann er seine Wanderung in die Fremde, arbeitete auch eine Zeitlang in Charlottenburg und lernte hier unter seinen Mitgesellen einen Altlutheraner kennen, der „von dem Grundsatze ausging, dafs nur der Glaube seelig mache oder, wer nicht Alles als wörtliche Wahrheit anerkenne, wie es in der Bibel beschrieben stände, der könne nicht seelig werden.” Da aber mein Religions- und Bibelunterricht, welchen ich in der Schule genossen hatte, hiermit nicht übereinstimmte und ich aufserdem noch manche lehrreiche Geschichte gelesen hatte, so konnte ich mir das nicht enträthseln, wie man dasjenige, was vor Jahrtausenden als wundersam geschehen und beschrieben, noch heutzutage dafür halten könne, da überhaupt die Wunder des Mittelalters, wie die der neuern Zeit als Aberglaube gelten und sich meistentheils als natürlich herausstellen und ergeben.” Doch blieben die Zwistigkeiten, die bei ihren so verschiedenen Ansichten nicht ausbleiben konnten, noch unerheblich und sie trennten sich bei R's. Abgange nach Berlin als Freunde. Von Berlin ging R. nach Hamburg. Auch hier blieb ihm die Religion noch fern. „Die Kirche habe ich in Hamburg nicht besucht; die Zeit, die mir des Sonntags übrig blieb, benutzte ich lieber zu einem Spaziergang im Freien. Von den pietistischen Sekten, welche sich für besonders fromm und begnadigt halten, war ich ein entschiedener Feind und es kam mir nicht darauf an, wenn mir so Einer in die Queere kam, ihm recht derb meine Meinung zu sagen und an Talent dazu fehlte es mir eben nicht.“ Das Gedicht von Kotzebue: Die Verzweiflung, gerieth ihm damals in die Hände und machte einen so tiefen Eindruck auf ihn, dafs er es auswendig lernte und dadurch angeregt wurde, ernsthafter und tiefer über Religion, über das Leben nach dem Tode, über die Seele nachzudenken, dafs er abliefs, spöttisch in die Gespräche über religiöse Gegenstände dazwischenzufahren. Er hielt sich an dem Gedanken fest, dafs jeder Mensch hoffe, auf seine Weise seelig zu werden. Es wurde auch dieser Kampf in seinem Innern wieder zur glücklichen Lösung gebracht und frisch und fröhlich zog er von Hamburg nach dem Rhein. Es war die Zeit, wo der heilige Rock in Trier ausgestellt war und R. traf auf seiner Reise lange Züge begeisterter Wallfahrer und mufste manches harte Wort über den Protestantismus hinnehmen, „worüber wir aber natürlich nur lachen konnten.“ Er arbeitete in Mainz und wenn ihm auch der religiöse Streit jener

Tage zu nahe trat, als daſs er sich ganz von ihm hätte entäuſsern können, so lieſs er seinen heitern Sinn doch dadurch nicht stören; er ging manchmal in eine Kirche, aber dann auch in's Theater und trank Wein und Bier und tummelte sich lustig im Gewirre des Karnevals. Nach mancherlei Umwegen kam er schon auf der Rückkehr in seine Heimath auch nach Neiſse. Die ganze Stadt war noch in Aufregung. Es war kurz nach jenem bekannten gegen Ronge verübten Excesse. Der Meister, bei dem er in Arbeit trat, lebte in gemischter Ehe. Der Meister und drei erwachsene Söhne waren evangelisch, die Frau und eine erwachsene Tochter katholisch. „Die Söhne hatten gleiche freigeistige Ansichten, welche meistentheils dahin gingen, daſs der Zeitgeist es so erfordere und wenn die Menschen erst die nöthige Geistesstärke und Klugheit erlangt haben würden, die Religion und der Glaube überflüssig wären. War ich aber auch ein Freund des Fortschrittes und der deutsch-katholischen Sache, so konnte ich doch solche Ansichten nicht theilen." So viel er sich aber im Anfange auch bemüht hatte, mehr neutral zu bleiben, er muſste zuletzt doch Parthei ergreifen. Man sieht, wie ihm bei aller Unbefangenheit seines eigenen Gemüthes der religiöse Wirrwarr immer näher auf den Leib rückte und seine harmlose Lebensanschauung vergiften muſste. Die fortwährenden Zänkereien und Zwistigkeiten verbitterten ihm seinen Aufenthalt bald so sehr, daſs er Neiſse verlieſs. Nach kurzem Aufenthalte in seiner Heimath wandte er sich wieder nach Berlin, wo indeſs der Kreis seiner frühern Bekannten bis auf jenen Altlutheraner sich ziemlich verloren hatte. Ihr Gespräch ging bald am ersten Tage wieder auf religiöse Gegenstände über und R. muſste, obgleich mit Widerstreben, von jenem ein Traktätlein zum Durchlesen annehmen, das er mehrere Wochen zwar unbeachtet bei sich trug, dann aber doch mit Aufmerksamkeit durchlas, zunächst in der Absicht, sich über die Religionsansichten seines Freundes, über die er nicht recht ins Reine kommen konnte, klar zu werden. Es war: die freie Gnadenarbeit des Herrn an dem Herzen des Menschen überschrieben und schilderte drei verschiedene Zustände des Menschen: den Zustand der Sehnsucht, des Kampfes und der Gewiſsheit. Der letzte Abschnitt schien ihm fast ganz dem Christenthume entgegen zu sein; es wollte ihm durchaus nicht einleuchten, „wie der sündhafte Mensch in den Zustand der Ueberzeugung gelangen und sich hier auf Erden schon den Engeln Gottes gleichhalten könne." Sein Freund hatte ihn auch auſserdem zum

Besuche eines pietistischen Konventikels verlockt. Durch alle diese fremdartigen Einflüsse war die Einigkeit seines Gemüths gestört worden, er war unruhig, er fühlte das Bedürfnifs diese Zweifel wieder von sich abzuschütteln; er wollte das Abendmahl wieder nehmen, das er seit seiner Konfirmation nicht mehr genommen hatte, er ging häufiger in die Kirchen, er versuchte und hoffte an den Predigten sich wieder in die Höhe zu arbeiten. Aber aus seiner innigeren Hingebung an religiöse Gedanken wuchsen ihm neue Zweifel empor; die Wunder, das Aufhören der Wunder und besonders die Dreieinigkeit neben dem einigen, allmächtigen Gotte erschienen ihm als nicht zu lösende Probleme, die er zeitweise, wenn er sich müde an ihnen gegrübelt, bei Seite schob, aber zu keinem befriedigenden Abschlusse bringen konnte. Er las viel in der Bibel, aber weil ihm auch aus dieser keine rechte Ruhe entgegen kam, fafste er den Gedanken, sie sei im Laufe der Jahrhunderte durch Uebersetzungen verfälscht und verändert. Aus seiner Heimath liefs er sich seine Konfirmationsbücher wieder überschicken und die Lektüre dieser Schriften, deren nüchterne und leidenschaftlose Darstellung ihn etwas beruhigte, beschäftigte ihn auf das Angelegentlichste in seinen Mufsestunden. Am 22. November v. J., wo das Todtenfest gefeiert wurde, besuchte er mit seinem Freunde eine Kirche. Es war eine donnernde, gegen Andersgläubige heftig eifernde und verdammende Predigt über den Text: Johannes hörte eine Stimme vom Himmel, die sprach: schreibe und Johannes schrieb: Seelig sind die, die in dem Herrn sterben, denn das Himmelreich ist ihre.“ Zu Hause gerieth sein Freund in einen heftigen Streit mit ihm über seine Konfirmationsbücher, von denen er behauptete, sie seien nicht christlich, sie müfsten ins Feuer, nur jedes Wort der Bibel sei buchstäbliche und unerschütterliche Wahrheit. An demselben Abend las R. in einer Restauration zufällig die Lebensgeschichte einer Frau, die durch religiöse Zweifel wahnsinnig geworden war, was einen tiefen Eindruck auf ihn nicht verfehlen konnte. Am andern Tage erneute sich der Streit; R. schon sehr gereizt und innerlich verbittert, erklärte ihm geradezu, dafs er mit dem Inhalt des Traktätleins durchaus nicht einverstanden sein könne und fragte ihn, ob er denn nicht wisse, dafs Christus selbst diejenigen, die sich für besonders begnadigt und fromm hielten, Heuchler und Pharisäer genannt habe. Je mehr sich R. bei diesem Gespräche erhitzte, desto gelassener wurde sein Gegner und antwortete mit einer solchen Bestimmtheit und Festigkeit, erzählte mit solcher Ergebung von den Anfechtungen, die er um seines Glaubens willen ertragen müsse, dafs R. auf den Gedanken kam, es müsse ihm etwas Wunderbares begegnet sein, was ihn zu solcher Gemüthsruhe befähige. Jener erzählte ihm auch vom Teufel, der der gefallene Engel sei, der früher das Paradies bewacht und weil er wegen nicht erfüllter Pflicht verstofsen, nun die Menschen neidisch auf den Weg des Verderbens führen wolle; er zeigte ihm ein Buch, wo das Herz des Menschen als Wohnplatz des Guten und Bösen sinnbildlich dargestellt war. Am andern Tage machte sich R. Vorwürfe, dafs er seinen Freund durch seine heftigen Reden beleidigt haben könne; es schien ihm, als ob Jener doch zum Theil Recht habe; er fing an, sich Bedenken zu machen, dafs er seine Pflicht doch nicht umfassend erfüllt habe. „Mein Blut wurde unruhig, meine Denkkraft schien stärker zu sein, als jemals, es fiel mir Alles wieder ein, was ich schon längst vergessen. Ich suchte mich durch Gebet zu stärken, aber die Stärkung war nur von kurzer Dauer.“ Die Nächte waren in dieser Woche schon meistentheils schlaflos. „Es fielen mir verschiedene Bibelstellen wieder bei, es war mir, als nähme ich eine innere, fühlbare Stimme wahr, welche mir die dunklen Stellen der Bibel auszulegen suchte; ich schwebte zwischen Furcht und Hoffnung; ich befürchtete krank zu werden und war es in der That schon.“ Endlich gab er sich der Hoffnung hin, Christus werde sich ihm auf irgend eine Weise offenbaren und seinem bangen Schwanken mit einem Male dadurch ein Ende machen. So safs er an einem Abend (Sonnabend) nach 10 Uhr noch ruhig bei seiner Arbeit; es war ihm, als nähme er die innere Stimme wieder wahr; er dachte über die Einsetzung des Abendmahls nach, über Christi Leiden und Sterben, als es plötzlich lichter vor seinen Augen wurde; er fühlte sich, wie von einem Freudenrausche übergossen, es flimmerte ihm vor den Augen, er sprang auf, um zu sehen, ob er wache oder träume. Es durchschauerte ihn bei dem Gedanken, dafs ihn ein lichter, heiliger Schein umgeben habe, aber es war ihm jetzt klar, dafs sich Christus ihm nur auf eine wunderbare Weise habe offenbaren wollen, damit er nicht mehr gegen ihn sein solle. Schlaflos brachte er den gröfsten Theil der darauf folgenden Nacht zu. Am andern Morgen versuchte er zu arbeiten, aber es war ihm wegen seiner heftigen inneren Aufregung nicht möglich. Er ging ins Freie, um frische Luft zu schöpfen; er fühlte sich selbst in einem ganz andern Zustande. Seine Aussprache kam ihm hart und laut vor; es war ihm nicht möglich, einen sanften Ton aus sich hervorzubringen; sein Gesicht war ihm wie festgebannt. Sehr zeitig kam er am Nachmittage wieder nach Hause und übergab jenem Freunde, der ihn auf dem Spaziergange begleitet hatte, alle seine Bücher, weil er Nichts mehr behalten wollte; legte sich zeitig zu Bett, wachte aber in der Mitte der Nacht mit einem sehr beängstigenden Gefühle wieder auf; die Luft schien ihm dick und schwer zu sein, voll von schädlichen, unreinen Dünsten. Er legte sich aus dem Fenster, aber das half nicht; er wollte auf den Flur und konnte in der Angst den Schlüssel nicht finden, und in der gröfsten Angst ersticken zu müssen, stieg er endlich besinnungslos zum Fenster hinaus, wo er zusammensank und in seiner Angst unartikulirte Laute ausstiefs. Erst nach einigen Minuten konnte er wieder Luft schöpfen und aufstehen, aber „ich war noch nicht ganz zur Ruhe gekommen, sondern sprang wie unklug auf dem Hofe umher." Seinem Meister, der von dem Lärm erweckt dazu kam, rief er zu, er solle sich ihm nicht nähern, sonst müfste er wahnsinnig werden. Als der Nachtwächter dazu kam, kehrte ihm theilweise Besinnung zurück; er zog sich sein Hemde wieder an, das er bei diesem Auftritte verloren hatte, stieg zum Fenster hinein, sprang ins Bette und deckte sich bis über den Kopf zu, wie er sagt, zum Theil aus Schaam, zum Theil aus Besorgnifs, sich zu erkälten. Jedem aber, der ihm näher kam, schrie er zu, er sei der Teufel. Am andern Morgen wieder etwas ruhiger, ging er willig mit dem Meister und dem Altgesellen in die Charité, doch weil er wegen einiger Formalitäten nicht gleich angenommen wurde, mufste er noch mehrere Stunden im Freien spazieren. Hier kehrte die Angst in erhöhtem Grade wieder, die Luft drückte ihn und roch nach Schwefel. Er hat später gestanden, obgleich er jetzt diefs Geständnifs gern zurücknehmen möchte, dafs er nun fest überzeugt gewesen, der Hölle schon anheim gefallen zu sein. In der Charité brach noch an demselben Abend die heftigste Tobsucht aus. Sein Schlaf war nach seiner eigenen Erzählung nur ein fortwährend träumender Zustand; bei dem düstern Schein der Lampen veränderten sich die Gesichtszüge der Andern, wurden bald heller und dunkler. Das Toben und Schimpfen einzelner Kranken bezog er auf sich und glaubte ihnen ebenso erwiedern zu müssen. „Es war ihm, als sei das Ende der Welt nicht mehr ferne oder es würden wenigstens Zeichen und Wunder von oben geschehen, vielleicht eine wundersame Heilung der Kranken, um die Menschen dadurch wieder an Gott zu erinnern." Am Tage war ihm etwas wohler, in den Nächten erschienen ihm aber Gespenster, die ihn aus dem Schlafe aufstörten. Einige Kranke, die gerade damals auch sehr heftig tobten, hielt er für Geister, für Teufel, die blos darauf ausgingen, ihn zu Tode zu martern. Es kam ihm oft vor, als bemerkte er einen lichten Schein, gleich einem Blitze von Einem zum Andern überfliegen, was ihm eine neue Bestätigung ihrer teuflischen Natur war. Einmal kam es ihm vor, als sähe er eine dunkle Gestalt in der Gröfse einer Maus mit Blitzesschnelle vom Fufsboden hoch queer über die Decke und an der entgegengesetzten Seite niederfliegen und dann unter einem Bette verschwinden. Er war in hohem Grade widersetzlich und gewaltthätig und wehrte sich gegen jede Maafsregel auf das Heftigste, namentlich gegen die Bäder mit kalten Uebergiefsungen. Appetit zum Essen hatte er wenig, aber sehr viel Durst. Aufser einer Abführung aus rad. Rhei mit Kali tartar. und später während seiner Tobsucht einer Auflösung von Tart. stib. gr. vj in Aqu. comm. ℥vj ist er medicinisch nicht behandelt worden.

Als er etwas ruhiger geworden war, wurde er auf ein andres Zimmer verlegt; doch glaubte er noch fest, sich in einem bezauberten Gebäude zu befinden, an dessen Verzauberung er schuld sei, das nur durch seinen Tod oder durch seine völlige Genesung entzaubert werden könne. Allmählig bekam er wieder Appetit; aber die Schlaflosigkeit wich langsamer; der Kopf war ihm zum Zerspringen dick und schwer und sein Schlaf voll ängstlicher Träume. „Schlaf und Wachen war wie unter einander gemischt, als ob es sich nicht von einander trennen wollte." Um sich Schlaf zu verschaffen, suchte er sich recht zu ermüden, er fing fleifsig an zu arbeiten und seit der Zeit besserte sich sein Zustand zusehends. Sein Schlaf wurde ruhiger, die Sinnestäuschungen verschwanden und je mehr er die Einrichtungen des Hauses kennen lernte, desto mehr wich auch das Gefühl des Seltsamen und Wunderbaren. Schon Ende Februar war es möglich ein zusammenhängendes, ruhiges Gespräch mit ihm zu führen. Am meisten Mühe machte es ihm, sich zu der Erkenntnifs durchzuarbeiten, dafs die Andern geisteskrank seien, nicht zurechnungsfähig für die Beleidigungen, die sie oft gegen ihn ausstiefsen und die er bei seiner grofsen Erregbarkeit immer noch direkt auf sich zu beziehen leicht geneigt war. Seine Erregbarkeit war überhaupt längere Zeit hindurch noch so stark, dafs er in der Nacht gleich auffuhr wie von einem elektrischen Schlage getroffen, wenn ihn Einer seiner Mitkranken berührte oder ein lautes Wort in seiner

Nähe aussprach. Auch war es ihm, wenn er Bilder ansah, noch manchmal, als ob sie sich vor seinen Augen wie neblige Figuren auflösten. Doch schon Anfang Mai war er seit wenigstens sieben Wochen ganz klar, ruhig über seine Vergangenheit, seiner Kraft für seine Zukunft vertrauend und sah seiner Entlassung mit Zuversicht entgegen, die im Juni 1847 erfolgte.

Die ruhige Selbstentwickelung der Entstehung der Krankheit überhebt des längern Nachweises der pathogenetischen Momente. Ich habe einzelne Stellen vielleicht zu ausführlich mitgetheilt, die sein früheres Leben betreffen, aber es kam darauf an, zu zeigen, wie unbefangen und nüchtern er früher gewesen und wie der religiöse Zweifel, von dem er zur Tobsucht fortgerissen wurde, ihm etwas Fremdes und von aufsen Aufgedrungenes war. Die Krankheit beginnt mit einer grofsen Unruhe, er ist befangen, traurig, er fühlt, dafs er schon einen Geist der Krankheit mit sich herumtrage. Voll von der Hoffnung, dafs sich Christus ihm offenbaren werde, nimmt er einen lichten Schein für die Erfüllung dieses Wunsches. Er hat auch während der ausgebrochenen Tobsucht mehrfache Sinnestäuschungen, er sieht Blitze, einmal eine schwarze Gestalt, er riecht Schwefel. Bis zu einer bestimmt abgegrenzten Figur haben sich seine Sinnestäuschungen nicht fortgebildet. In welcher Beziehung stehen sie zum Wahnsinn? Sind sie selbstständige Erkrankungen der Sinnesnerven, Hyperästhesieren des opticus, des olfactorius oder sind sie rein durch die Einbildung der Vorstellung in die Sinnlichkeit entstanden? Es liegt sehr nahe anzunehmen, dafs die allgemeine Aufregung, die Schlaflosigkeit, das Schweben zwischen Furcht und Hoffnung eine grofse Erregbarkeit seines Nervensystems verursacht habe; an dem einen Abend war sein Gehirn besonders erregt, er denkt über Christi Leiden und Sterben inbrünstig nach und er hat die Erscheinung eines Blitzes, die wir als herrührend von einer Hyperästhesie des opticus bezeichnen können. Das ist die Erklärung des Phänomens nach einer Seite. Ehe er aber den Blitz sieht, hat er sich schon in die Hoffnung hineinphantasirt, dafs sich Christus ihm irgendwie offenbaren werde, die phantastische Hoffnung versetzt ihrerseits die Sinne in die Disposition, das, was kommt, bereitwillig zu empfangen und macht den Verstand gläubig, eine unbestimmte Lichterscheinung für die Emanation eines heiligen Feuers zu halten. Jedenfalls steht das fest, daſs die Deutung der Lichterscheinung nur seinem Wahnsinn angehört. In ähnlicher Weise müssen die übrigen Sinnestäuschungen aufgefaſst werden. Hallucinationen des Geruchs sind im Verhältniſs zu den Hallucinationen der übrigen Sinne die seltensten *); die Fälle, die ich gesehen habe, kamen bei Onanisten und Hypochondristen vor, häufig in Verbindung mit krankhaften Sensationen der peripherischen Hautnerven. Sie können aber auch isolirt eine groſse Stärke erreichen; so erinnere ich mich eines Hypochonders, eines Beamten, der mehrere Jahre in der Charité behandelt wurde, der seine Röcke zerbürstete und den Kalk von den Wänden abkratzte, um den Gestank, der ihm aus allen Dingen entgegen kam, los zu werden. Vielen Kranken stinkt das Essen entgegen, weil sie vergiftet werden sollen, sie riechen Leichen, weil man sie morden will. Die specifischen Gerüche lassen sich aus der qualitativ verschiedenen Affektion des Riechnerven schwer nachweisen, der specifische Inhalt der Wahnvorstellung hat sich gewöhnlich schon so innig in sie hineingeflochten, daſs sich die Verbindung nicht mehr lösen und einzeln betrachten läſst. — In unserem Falle konnte die allgemeine Beklemmung — die Luft drückt schwül auf seinen Körper — sich auch leicht als eine unangenehme Empfindung im olfactarius lokalisiren, wenn nicht vielleicht auch noch eine Veränderung des Schleims in der Mund- und Nasenhöhle eine direktere Veränderung der Geruchsempfindung hervorbringen muſste. Ehe er aber Schwefel roch, hatte sich

*) Es befand sich in der Charité ein Pole, der 1845 wegen politischer Vergehen gefangen genommen, längere Zeit isolirt war und wegen eines religiösen Wahnsinns, der zur heftigsten Tobsucht ausgeartet war, in die Charité gebracht werden muſste. Dieser Kranke hatte die Hallucination, daſs es nach Pferdemist röche, was er als eine teuflische Anfechtung betrachtet.

ihm der Gedanke an den Teufel aufgedrungen; er hatte in den Gesprächen mit seinem Freunde Stoff dazu eingesogen und wie fest das gewurzelt, geht daraus hervor, dafs er beim Ausbruch seiner Tobsucht Jedem, der ihm nahe kam, zurief, er sei der Teufel. Sobald er den Gedanken des Schwefelgeruchs einmal hatte und überzeugt war, dafs diefs das Zeichen der Hölle, so war ihm dieser Gedanke rückwärts wieder Veranlassung zu neuen Sinnestäuschungen, er sieht Gespenster, das Herausfahren von Blitzen aus einzelnen Kranken ist ihm eine neue Bestätigung ihrer höllischen Natur.

Besonders hervorzuheben ist bei dem vorliegenden Falle das ganz klare Bewufstsein und die bis ins Einzelne treue Erinnerung der äufsern und innern Erlebnisse während seiner Krankheit. Diese Erfahrung, die jeder Irrenarzt täglich zu machen Gelegenheit hat, die aber den andern Aerzten und dem Publikum noch immer als etwas Wunderbares erscheint, ist der deutlichste Beweis von der gesetzmäfsigen Gliederung des Wahnsinns. Wo psychisches Leben vorhanden ist und es geht herunter bis zu tiefen Graden des Blödsinns, da ist auch eine organische Entwickelung des psychischen Lebens, ein Aufnehmen und Entäufsern, ein Setzen und Entgegensetzen, eine Arbeit des Vorstellens und Fühlens nach innen und aufsen vorhanden und der Irrenarzt hat die wissenschaftliche Berechtigung und Verpflichtung, einen Fall in dieser Art auseinanderzulegen.

Fall III. Erotomanie bei einer Hysterischen. Hallucinationen des Gemeingefühls, des Gehörs, Gesichtes.

M. die Wittwe eines Schullehrers, 56 Jahr alt, wurde am 9. Februar 1847 in die Irrenabtheilung der Charité aufgenommen. Sie ist die Tochter eines Landpredigers; Fälle von Geisteskrankheit sind in ihrer Familie nicht vorgekommen. Ihre Mutter wurde, als sie noch sehr jung war, von ihrem Vater geschieden; ihre Jugend wurde durch harte Behandlung ihrer Stiefmutter verkümmert. Mit einigem Widerstreben entschlofs sie sich 1811 einen älteren Mann zu heirathen, der sie in der Ehe sehr roh behandelte, weil er sich in seiner Hoffnung getäuscht sah, durch sie etwas Vermögen zu erwerben. Sie gebar in der nach vier Jahren geschiedenen Ehe einen Sohn. Nach der Trennung von ihrem Manne ernährte sie sich theils als Wirthschafterin und eine Reihe von Jahren hindurch durch weibliche Arbeiten in Berlin. In ihrer Jugend war sie stets gesund gewesen, ebenso bis nach der Trennung von ihrem Manne, wo sie aber durch die Noth ihrer Verhältnisse mit mancherlei übeln Zufällen zu kämpfen hatte; sie will einmal ein Nervenfieber überstanden haben, hatte mancherlei krampfhafte Beschwerden, Magenkrampf etc. Diese Beschwerden mehrten sich, als sie in die klimakterischen Jahre eintrat; sie litt an erschöpfenden, unregelmäfsig wiederkehrenden Blutflüssen, Koliken, Magenkrampf, Schwindel, Nasenbluten, Herzklopfen, und erst mit dem völligen Aufhören ihrer Menstruation liefs die Heftigkeit dieser Erscheinungen etwas nach. Die Menstruation verschwand ungefähr im 47sten Jahre gänzlich.

Die bei ihrer Aufnahme in die Charité und jetzt (Ende April) vorgenommene Untersuchung zeigt einen sehr schwächlichen, dekrepiden Körper; sie sieht noch mehrere Jahre älter aus, als sie wirklich ist; der Mund ist zahnlos, die Wangen eingefallen, die Haut vertrocknet und runzlich. Die Untersuchung ihrer Brust zeigt einen schmal gebauten Thorax; in den Lungen ist etwas Schleimrasseln zu hören; die Herztöne sind normal; sie erschwert die Untersuchung durch übertriebene Schaamhaftigkeit. Auffallend ist ein allgemeines Zittern, das zunimmt, wenn sie spricht und wenn man darauf achtet; sie zittert nicht, wenn sie arbeitet und sich weniger beobachtet glaubt; ihre Sprache ist stammelnd und zitternd, doch kann sie Stunden lang in einem Zuge fortsprechen; ihre Sprachweise ist sehr geziert und gewählt und verräth einen gewissen Grad von überspannter Bildung. Die andern körperlichen Krankheitserscheinungen haben sich so mit ihrer Geisteskrankheit zusammenverflochten, dafs sie am passendsten mit diesen im Zusammenhange vorgebracht werden.

Vor mehreren Jahren liefs ein Kaufmann bei ihr arbeiten, der kurz vorher Wittwer geworden war, in dem sie zu ihrer grofsen Freude einen nahen Freund ihres verstorbenen Bruders erkannte. Sie fühlte sich bald beim ersten Anblick auf eine unerklärliche Weise zu ihm hingezogen; sie fand in ihm einen sehr braven und ordentlichen Mann und schätzte die Frau glücklich, die ihm ihr Schicksal anvertraute. Auch von ihm will sie bald anfangs bemerkt haben, dafs er ihr eine ungewöhnliche Aufmerksamkeit schenkte, was bei ihrem vorgerückten Alter nur eine eitle Selbsttäuschung sein konnte.

Er sah sie stets merkwürdig scharf an, führte gegen sie häufig sonderbare Redensarten, er wolle ihr ruhig und mit vollem Vertrauen seine Wirthschaft, ja sein ganzes Vermögen übergeben; ein anderes Mal sagte er, es werde eine Zeit kommen, wo er sie in Verlegenheit werde setzen müssen. Sie schlofs aus diesen und ähnlichen Aeufserungen, dafs er sie prüfen wolle, ob sie irgendwie geneigt sei, späteren Anträgen Gehör zu geben. Er hörte später auf, bei ihr arbeiten zu lassen und sie sah ihn blos zufällig manchmal auf der Strafse; desto mehr aber waren von der Zeit an ihre Gedanken bei ihm. Wenn sie still in ihrer Stube bei ihrer Arbeit safs, war es, als ob ein Hauch über sie hinwehete; sie fing an, seine Bewegungen und Handlungen zu ahnen. Es überschlich sie ein banges Gefühl, wenn er sich aus seinem Hause entfernte und in die Nähe ihrer Wohnung gelangte; zuerst als eine ganz unbestimmte und verschwimmende Ahnung, dann trat ihr mehr und mehr seine näher kommende Gestalt in bestimmteren und festeren Umrissen vor ihr geistiges Auge. Wenn sie auf der Strafse ging, so war es ihr, als ob er sie verfolge; manchmal leibhaftig und es war ihr dabei nur auffallend, dafs er stets ihre eigentliche Gegenwart, ihren Anblick vermied und einen Umweg machte. Sie fühlte sich bald Tag und Nacht von ihm umgeben auf eine unerklärbare, magische Weise, der sie auf keine Weise zu entrinnen vermochte. Sie hörte oft ihren Namen nennen und es war seine Stimme. Im Anfange erstaunt, dann freudig, auf solche Weise mit ihm in fortwährender Verbindung zu bleiben, mischte sich in ihre Freude doch fortwährend auch ein banges Gefühl; es war ihr unheimlich, von einer aufser ihr stehenden Gewalt, deren Wirkungsweise sie nicht kannte, deren hauptsächliche Einwirkung sie aber fortwährend an sich wahrnahm, gebunden und gefesselt zu werden. Sie erzählt, dafs sie sich mit der Deutung dieser räthselhaften Erscheinungen erst vielfach herumgeschlagen habe und endlich auf den Gedanken gekommen sei, es könnte nur durch magnetische Manipulationen geschehen. So dauerte diese Pein mehrere Jahre; sie mufste öfter auf der Strafse stehen bleiben; es überfiel sie ein plötzlicher Schwindel, alle Glieder wurden starr, als wenn man Gewichte an sie angehängt hätte. Dieser Zustand der „Fesselung" dauerte zuweilen selbst mehrere Minuten. In ihrem Zimmer umschwebte sie „das Wesen" des Kaufmanns fort und fort; sie hörte ihn zusammenhängende Sätze sprechen, sie mufste ihm antworten; er erzählte ihr, dafs er Neigung habe, wieder zu heirathen, schon um seiner

Kinder willen, dafs ihm zwar viele Parthieen angetragen würden, dafs er aber bis jetzt noch zu keiner sich recht entschliefsen könne.

Vor ungefähr zwei Jahren safs sie im Dunkeln allein, als plötzlich ein Blitz durch die verschlossene Thüre hindurchfuhr und ihre dunkle Umgebung hell beleuchtete. „Es zuckte ein unnennbares Wehe durch ihr Herz." Sie mufs von ihrem Sitze aufspringen, und als sie um sich blickt, sieht sie sich in ein ganz anderes Zimmer versetzt, in dem sie noch nie gewesen; der Kaufmann steht vor ihr und noch eine Menge fremder Herren, die sie für Doctoren hielt; sie will später in der Charité dieselben Personen wiedergefunden haben, die sie an jenem Abende zuerst erblickt hatte. Alle diese Personen sprachen sehr lebhaft mit einander, ohne dafs sie die einzelnen Worte verstehen konnte, und gestikulirten sehr heftig, fochten mit den Armen in der Luft etc. Sie war überzeugt, diefs seien eben jene magnetischen Manipulationen, die ihr das Leben so grausam verbitterten. Die ganze Erscheinung dauerte mehrere Stunden, sie hatte längere Zeit ein Flimmern vor den Augen und Sausen vor den Ohren, sie lag in einem starken Schweifse; im Allgemeinen aber fühlte sie sich nach dieser „Hauptoperation" frischer, einer grofsen Last und Bürde enthoben. Doch allmählich fingen dieselben Zustände wieder an sie zu quälen; sie wurde wieder auf der Strafse gefesselt, es war als ob ihr alle Glieder mit Schrauben festgemacht würden. In ihrer Stube wurde sie noch mehr gepeinigt; sie veränderte die Stellung ihres Bettes, weil es ihr eine Zeit lang vorkam, als ob die Einflüsse gerade auf die Stelle hineinwirkten; sie legte sich auf die Erde, bettete sich auf Stühlen oder brachte die Nächte sitzend zu; aber umsonst, es durchzuckten sie die elektrischen Schläge nach wie vor mit solcher Heftigkeit, dafs sie in die Höhe flog und eine Stimme dröhnte ihr in die Ohren: „Du sollst uns doch nicht entgehen." Vor ungefähr einem Jahre suchte sie Aufnahme in der innern Station der Charité, die sie aber schon nach vierzehn Tagen, ohne weitern Erfolg der Behandlung gespürt zu haben, verliefs; sie will damals auch an einem Katarrh gelitten haben. Im Juli des vorigen Jahres (46) fingen die starken Operationen wieder an. Besonders war ein junger Arzt, der in der Charité damals seine Staatsprüfung ablegte, dabei thätig, der seine Oberkleider abwarf und so manipulirte, als ob er einen Pfeil auf sie abdrücken wollte. Die Operationen begannen oft schon am frühen Morgen; sie mufste heftig aufschreien, aber es war nicht, als ob der Ton aus ihrer Kehle käme, sondern aus einer Trompete;

der Hals war ihr wie ausgedörrt. Auch Blaseinstrumente hörte sie, die einen Siegesmarsch anstimmten. In den Weihnachtsfeiertagen hörte sie mit vollem Orchester den Choral spielen: „Wie sie so sanft ruhen. —

Es scheint mir für das Verständnifs des Falles genügend, ihre Täuschungen bis hierher auszuspinnen; die andern Erscheinungen sind nur lange und ermüdende Ausführungen und unwesentliche Modifikationen der bis jetzt geschilderten Zustände, zu deren erschöpfenden Erzählung viele Seiten nicht hinreichen würden. In der Charité war in den ersten Wochen einige Male Gelegenheit, ihren Fesselungszustand zu beobachten. Der Zustand trat plötzlich ein, einem epileptischen Anfall sehr ähnlich. Sie lag mit halbgeschlossenen Augen auf ihrem Bette, zitterte an allen Gliedern, einzelne Zuckungen, schmerzhaftes Verziehen des Gesichtes, wobei sie unverständliche Töne ausstiefs. Der Puls war sehr wenig verändert, höchstens etwas beschleunigt. Das Bewufstsein nicht aufgehoben, sie konnte später Alles schildern, was sie in diesem Zustande gehört und gesehen. Der Anfall dauerte an 20 Stunden.

Mitte März war ein solcher Zufall zum letzten Male eingetreten. Seitdem befindet sie sich leidlich; die Heftigkeit der Erscheinungen hat bedeutend nachgelassen; sie fühlt sich selbst freier von Beschwerden, klagt hin und wieder nur noch über einseitigen Kopfschmerz, über einzelne vorübergehende Zuckungen. Im Anfange hat sie noch die Erscheinung des Kaufmanns und der Doktoren gehabt, die später undeutlicher geworden ist, dann aber wieder stärker hervortritt. Sie ist der festen Ueberzeugung, dafs die magnetischen Batterieen in den Kellern und untern Räumen der Charité aufgestellt sind. Sie wurde mit warmen Bädern mit kalten Uebergiefsungen behandelt und innerlich mit Nervinis, Valeriana, Asa foetida. Ihre Verdauung war in gutem Zustande.

Ueber ihre innige Neigung zu dem Kaufmanne, der den ganzen Spektakel aus reiner Sympathie für sie angerichtet, spricht sie sich ohne Rückhalt aus; weniger offen ist sie, geradezu zu gestehen, dafs sie ihn habe heirathen wollen; sie giebt nur aus der Ferne zu, dafs es sie sehr glücklich gemacht hätte, wenn sie ihn in früheren Jahren, als sie noch jung und gesund, kennen gelernt hätte. Das Unvernünftige, sich von magnetischen Einflüssen beherrscht zu glauben, macht sie nicht einen Augenblick irre; für das Unerklärliche und Seltsame ihrer Empfindungen müsse irgend ein Grund da sein und nur Magnetismus könne die Ueberwirkung in die Ferne vermitteln. Dafs eine Menge Doktoren ihre ganze Thätigkeit Tag und Nacht darauf verwenden sollten, sie zu quälen, macht ihr nicht einen Augenblick Schwierigkeit; sie lösten sich gegenseitig ab und der fortwährende Zudrang, der Lärm des Gehens und Kommens in ihrem Hause sei die Veranlassung, dafs man auf sie aufmerksam geworden, dafs sie als die unschuldige Büfserin einer von Andern gegen sie ausgeübten Gewaltthätigkeit in die Charité gebracht worden sei.

Ende Mai klagte sie über Schmerzen auf der rechten Brustseite, hatte Fieber und hustete. Die Auskultation soll Reibegeräusche und matten Perkussionston ergeben haben.*) Diese Symptome verloren sich indefs wieder, aber Mitte Juni hustete sie wieder stärker, doch ohne Auswurf; die Auskultation zeigte Rasselgeräusche in beiden Lungen; sie magert sehr ab; ihre hysterischen Symptome bleiben dieselben; sehr pathetische Klagen nehmen kein Ende; sie glaubt immerfort unter magnetischem Einflusse zu stehen und ihre Brustbeschwerden sind wieder nur die Folge der Manipulationen. Ende Juli auf der rechten Seite hinten oben deutlich bronchiales Athmen. Der Perkussionston auf beiden Seiten dumpf, auf der rechten in gröfserem Umfange, als auf der linken. Sie wird mit Decoct. lichen. island., später mit Senega behandelt, da die Expektoration ganz fehlt.

Tod am 20. August.

Die am 21. Mittags von Dr. Virchow vorgenommene Sektion ergab Folgendes:

Schädel sehr dick, im Sin. longitudin. etwas speckhäutiges Blut. Die Dura mater etwas verdickt. Oedem der Pia mater. Kleine Blutextravasate an der Peripherie des Gehirns. Das Gehirn selbst ist sehr schlaff; die graue Substanz sieht gelblich aus. Die Arachnoidea läfst sich gut abziehen. Bedeutender Wassergufs in den Ventrikeln, weifse Erweichung des Septum und des Fornix. Die Zirbeldrüse hat dasselbe gelbliche Ansehn, wie die graue Substanz; die Untersuchung zeigt, dafs diese Färbung von gelblichem Fett in den Ganglienkugeln herrührt. Die Hypophysis sehr weich; die Sinus sehr blutreich. An der Basis adhärirt die Dura mater stark und ist etwas verdickt.

Im linken Lappen der Schilddrüse etwas kolloide Masse, viel Schleim in den Follikeln der Trachea.

*) Ich selbst habe sie damals nicht untersucht, sondern entnehme diese Angaben aus dem Journal der Charité.

Herz klein, das Fett darauf resorbirt, einige Sehnenflecke. Im linken Herzen etwas speckhäutiges Gerinnsel; die Mitralklappe ist verdickt und mit einigen Vegetationen besetzt, aber sufficient. Im rechten Herzen speckhäutiges Gerinnsel, die Klappen gesund.

In den Bronchien beiderseits blutiger Schaum. Die linke Lunge klein, Tuberkulose der Pleura. Der obere Lappen fest, wenig lufthaltig; einige alte Kavernen; in ihrer Umgegend frische Infiltration im Uebergange von grauer zu weifser. Im untern Lappen Oedem und Hyperämie. Die rechte Lunge sehr adhärent, nicht ohne Zerreifsung zu trennen. Der untere Lappen geschrumpft, der Rand geschwunden, kugelig. Die Pleura verdickt, mit frischem Exsudat bedeckt. Der obere Lappen fast ganz luftleer, frische graue und weifse Infiltration. Im hintern Umfange eine alte Kaverne, dazwischen ist das Lungengewebe ödematös, eiterig infiltrirt. Im untern Lappen im hintern Umfange graue Infiltration mit gallertiger abwechselnd.

Milz klein, am hintern Umfange oberflächliche Narbe, Parenchym sehr geschrumpft. Leber klein, rothe Atrophie, viel Pigment. Dunkelgrüne Galle. Beide Nieren sind mobiles. Die rechte klein, sehr adhärente Kapsel. Mäfsige Hyperämie. Links bedeutende Erweiterung des Pelvis; doch ist der Ureter ganz durchgängig. Die Blase ist ausgedehnt und ihre Schleimhaut etwas verdickt.

Tuben mit den Ovarien verwachsen, Corpora albida. Der Muttermund dick mit viel Schleim; die Höhle des Uterus ist sehr klein.

Galliger Inhalt im Magen, dessen Schleimhaut verdickt ist; Pylorus stark schiefergrau, auch der obere Theil des Duodenum; die Brunnerschen Drüsen geschwellt. Melanose der Zotten. Gekrösdrüsen normal. Im obern Theil des Colon mäfsige Hyperämie; im Coecum einige linsengrofse, oberflächliche Geschwüre mit glattem Grund und aufgeworfenen Rändern. Aehnliche Geschwüre im Dünndarm mit Schwellung der Peyerschen Plaques; starke Melanose der Zotten.

Wir haben hier eine Reihe von Krankheitserscheinungen, die neben den Wahnvorstellungen hergehen und die, wenn sie auch auf das innigste sich mit ihnen verbunden haben und in vielfachem causalem Zusammenhange mit ihnen stehen, gesondert betrachtet werden können. Diese Erscheinungen entwickeln sich hauptsächlich mit dem Eintritt der klimakterischen Jahre, sie sind genährt und gesteigert durch eine Reihe unglücklicher Lebensverhältnisse. Es sind Hyperästhesieen, krankhafte Sensationen, allgemeiner Tremor, unwillkürliche Muskelbewegungen, allgemeine grofse Empfindlichkeit und Reizbarkeit, also mit einem Worte Zustände, die wir mit dem Namen Hysterie bezeichnen. In welchem Zusammenhange stehen die hysterischen Zufälle mit den Wahnvorstellungen; sind die letzteren aus ihnen entsprungen oder umgekehrt? oder haben sich beide Zustände unabhängig von einander entwickelt, aber gleichzeitig? Ich glaube, diese Fragen sind die einzig möglichen, die in dem vorliegenden Falle aufgeworfen werden können.

Die Stellung solcher Fragen scheint von vorn herein vielleicht voreilig; es wird dadurch der Auffassung des Krankheitsganges eine Aufforderung zum Auseinanderreifsen der einzelnen Symptome eingezwungen, die sich durch gemeinsame Besprechung des Ganzen vielleicht vermeiden liefse. Man spricht bei der Hysterie von einer Sensibilitätsstörung, von einer Fortsetzung und Uebertragung der Hyperästhesie auf das Gehirn, in den Fällen, wo Hysterische an bestimmten Wahnvorstellungen leiden. Auf solche Weise könnte der vorliegende Fall als vollkommen erklärt erscheinen und eine weitere Diskussion abgeschlossen sein, sobald die Hyperästhesie sich bis in's Gehirn hätte verfolgen lassen.

Mit der Stellung unserer Fragen beabsichtigen wir von vorn herein auf die Nothwendigkeit hinzuweisen, jeder Erscheinungsreihe eine besondere Betrachtung zu widmen; es sind bei unserer Kranken Zustände eingetreten, die nicht immer zusammen vorkommen, die nicht nothwendig durch einander bedingt sind; wir haben Hysterie ohne Wahnsinn; und ähnlichen Wahnsinn, wie bei unserer Kranken ohne Hysterie. — Dafs sie Wahnvorstellungen hat, ist nicht allein in ihrer Hysterie begründet; ihre hysterischen Zufälle werden aber durch ihre eiteln Wahnvorstellungen bis zur gröfsten Qual gesteigert. Die Thatsachen des Falls selbst werden diefs deutlicher machen.

Mit einem schwächlichen Körper und von einer Masse

unglücklicher Lebensverhältnisse von jeher gedrückt, war es natürlich, dafs sie in ihren klimakterischen Jahren mit mancherlei Beschwerden zu kämpfen hatte; es dauern einzelne krampfhafte Beschwerden noch über jene Zeit hinaus. Da lernt sie jenen Kaufmann kennen und ihre Eitelkeit flüstert ihrem liebebedürftigen Herzen, dessen Nichtbefriedigung das hülflose Weib wol lange Jahre hindurch bitter empfunden haben mochte, Erhörung zu. Sie wähnt sich heimlich von ihm geliebt. Bis hierher ist noch gar kein Zusammenhang zwischen den körperlichen und psychischen Zuständen. Auf der einen Seite Beschwerden, wie sie Tausende von Weibern in jenen Jahren haben, auf der andern gefallsüchtige Eitelkeit. Sie wähnt sich von ihm verfolgt, von ihm abhängig durch einen wunderbaren Einflufs; sie fühlt Alles, was sie denkt, wirklich an und in ihrem Körper. Auf diesem Punkte ist ihr Zustand schon Wahnsinn. Es ist wahrscheinlich, dafs sie einen grofsen Theil der Empfindungen, die ihr unheimlich vorkamen, wirklich gehabt, schon lange gehabt, ehe sie an jenen fremdartigen Einflufs glaubte; die Empfindungen sind auch nicht der Wahnsinn, sondern ihre falsche Deutung, die Nichtanerkenntnifs, dafs sie in dem eigenen Körper entsprungen seien, das Bemühen sie aus sich herauszuwerfen und als aus der Ferne auf sie wirkend zu betrachten. Die Art der Auffassung dieser Empfindungen aber ist völlig entsprechend der schon vorhandenen, in ihrer eiteln Selbsttäuschung wahnsinnigen Neigung zu dem Kaufmanne, entsprechend dem Wunsche und der Hoffnung, dieselbe irgendwie zu verwirklichen. Der magische Einflufs macht sich erst dann geltend, als sie nicht mehr für jenen Kaufmann zu arbeiten hat, als sie von ihm getrennt, gezwungen ist, ihre Phantasie zum Verkehr mit ihm zu Hülfe zu nehmen. Es ist wahrscheinlich, dafs durch ihre Gemüthsaufregung die krankhaften Sensationen, die Hyperästhesieen etc. verschlimmert worden seien; sobald sie aber den Gedanken einmal ausgebildet, dafs sie fortwährend unter seinem Einflusse stehe, sobald ihr Wahn sich selbst erklärend und erläuternd magnetische Manipulationen anschuldigte, nahmen auch ihre körperlichen Krankheitserscheinungen eine immer bestimmtere, fester abgegrenztere und ihren Wahnvorstellungen vollkommen entsprechende Form und Farbe an. Zugegeben also, dafs ihre Hysterie mit ihren mannigfaltigen Zuständen und Beschwerden das Primäre gewesen sei, so kann ihr Wahnsinn doch nur in der Weise mit ihr in Verbindung entwickelt werden, dafs er selbstständig entstanden sich durch falsche, willkürliche Deutungen wirklich vorhandener krankhafter Sensationen grofsgezogen habe und nicht so, wie wir diefs bei Hallucinationen der höheren Sinnesnerven häufiger finden können, dafs die ungewöhnliche, fortdauernde Sinnesperception dem Bewufstsein direkt eine falsche Vorstellung aufnöthigt, die leicht zum Wahnsinn werden kann. Unsere Kranke hätte ihre hysterischen Beschwerden, die sie wol nach und nach auch ganz verloren hätte, wenn sie nicht durch die Unruhe in ihrem Gemüthe wieder von Neuem aufgeregt worden wären, ihr ganzes Leben mit sich herumtragen können, ohne jemals wahnsinnig zu werden, wenn sie nicht schon längst eine eitele Närrin gewesen wäre. Die Hysterie, die bei längerem Bestehen immer grofse Launenhaftigkeit, Reizbarkeit des Gemüthes, Neigung zu absonderlichen, extravaganten Handlungen und Gelüsten in ihrem Gefolge hat, disponirt nach der gewöhnlichen Ansicht zu Geistesstörungen; man kann sich das indefs nur so denken, dafs das Gemüth einer Hysterischen eine sehr grofse Empfindlichkeit und geringe Widerstandskraft gegen Momente, welche Geistesstörungen erzeugen, darbiete. Wie sehr auch das psychische Moment bei der Hysterie berücksichtigt werden müsse, geht aus der Erfahrung hervor, dafs hysterische Weiber willkürlich ihre Anfälle hervorrufen können, und dafs umgekehrt ein recht kräftiger Sinn über viele Anfälle völlig Herr werden kann. Die Behandlung der Hysterie ist immer eine viel glücklichere bei einem zweckmäfsig eingerichteten psychischen Regimen, als bei der Darreichung von einer Masse von Nervinis; es ist Hauptaufgabe, die Willenskraft anzuspornen und zu einem energischen Bekämpfen der krankhaften Empfindungen und Antriebe zu zwingen. — Diese Betrachtung verringert offenbar bei unserer Kranken den Einflufs der hysterischen Zufälle, die indefs nicht zurückgewiesen werden können und sollen, auf die Gestaltung ihres Wahns; ihr eitler Wahnsinn ist vielmehr schuld an ihren Krämpfen, als umgekehrt. Die verschiedenartigen Hallucinationen, des Gehörs namentlich, zeigen durch ihre bestimmte, dem schon vorhandenen Wahn nachgeformte Bildung deutlich ihre Entstehung aus diesem.

Das bei der Sektion in den Ganglienkugeln gefundene Fett, welches die gelbliche Färbung des Gehirns bedingt, kann die Folge wiederholter Hyperämieen sein, wiederholter Exsudationen, in denen später die Rückbildung in Fettkörnchenzellen eingetreten ist, doch ist diefs immer nur eine Vermuthung. Im Uebrigen wird durch die Sektion nichts nachgewiesen, was als in direktem Zusammenhang mit der Geisteskrankheit stehend betrachtet werden könnte.

Fall IV. Erotomanie. Tobsucht, Verwirrtheit.

Charlotte F., 36 Jahr alt, aus einer kleinen Stadt der Mark, die Tochter eines Handwerkers, wurde im Januar 1843 zum ersten Male in die Charité aufgenommen. Erbliche Anlage. Ein Bruder, eine Schwester der Mutter ist wahnsinnig gewesen und zwei ihrer eigenen Schwestern, wovon jedoch die eine ihre Halbschwester von einer andern Mutter war. Eine ihrer Schwestern (die rechte Schwester) kam, während sie in der Charité war, wegen Melancholie mit Neigung zum Selbstmord auch dahin und befindet sich jetzt in der Irrenanstalt zu Neu-Ruppin.

Ihre Eltern, die früher in guten Vermögensverhältnissen gelebt hatten, verarmten durch den Krieg; der Vater verunglückte bei einer Arbeit und ihre Mutter soll, nachdem sie durch den Tod ihres Mannes schon lange mit der gröfsten Noth hatte kämpfen müssen, als unsere Kranke 21 Jahr alt war, auch auf eine räthselhafte Weise beim Wasserschöpfen verschwunden sein. (Ich entnehme diese Angaben blos der Aussage der Kranken, da in den Akten nichts darüber bemerkt ist.) Die F. hat sich seit ihrem dreizehnten Jahre schon bei fremden Leuten aufgehalten, theilweis zwar bei Verwandten, aber doch immer mehr sich selbst überlassen und einer geregelten Ueberwachung und Leitung durchaus entbehrend. Im Ganzen schwächlich gebaut, von einer sogenannten nervösen Konstitution, aber mit einem richtigen Verhältnifs der Organe zu einander, hatte sie eine gesunde körperliche Entwicklung. In ihrem fünfzehnten Jahre kam die Menstruation zum ersten Male ohne weitere Beschwerden; sie blieb aber fort, als sie in Folge einer heftigen Erkältung ein kaltes Fieber bekam, das erst nach längerer Zeit, nachdem mehrere Aerzte vergeblich darin kurirt haben sollen, von einer Hebamme mit Kräuterbädern geheilt wurde. Später erschien die Menstruation in regelmäfsigen Intervallen reichlich und ohne Beschwerde. Auch das kalte Fieber hat keine üble Nachwirkung hinterlassen. Als Kind will sie an Askariden gelitten haben und in ihrem neunzehnten Jahre an einem Bandwurm, der durch eine glückliche Kur bald abgetrieben wurde; später haben sich ähnliche Beschwerden nicht wieder gezeigt. In ihrem vier und zwanzigsten Jahre heirathete sie den Stadtmusikus ihres Geburtsortes, „ein Mann, der, wie sie sagt, bereits Frauen zum Ehebruch verführt, den sie aber trotzdem gewählt, um ihn aus dem Pfuhle des Lasters herauszureifsen." In einer fünfjährigen Ehe, die dann geschieden wurde, gebar sie drei Kinder leicht und glücklich nach normal verlaufener Schwangerschaft. — Schon als Mädchen hatte sie einen schwärmerischen und phantastischen Sinn und das männliche Geschlecht scheint ihr von jeher, obgleich sich gegen ihre Sittlichkeit nichts vorbringen läfst, nicht gleichgültig gewesen zu sein. Sie hat viel gelesen und recitirt jetzt noch schwärmerische Gedichte aus jener Zeit mit grofser Gluth und Lebendigkeit. Mit einer Jugendfreundin stand sie längere Zeit hindurch in schwärmerischem Briefwechsel, durch den ihr überspanntes Wesen noch mehr entwickelt worden zu sein scheint; der Briefwechsel zwischen Göthe und Schiller war ihr Muster und sie bildete sich schon damals ein, dafs ihr Beruf zur Schriftstellerin eigentlich blos verkümmert sei. Als Andenken an „jene glücklichste Zeit ihres Lebens" bewahrte sie treu eine grofse Papierrolle, die eine Menge eigener dichterischer Versuche und hauptsächlich Stellen aus Tiedge's Urania enthielt. Mit solch schwärmerisch verschrobenem Sinn, in den auch ihre fortwährend drückende Lage keine gesunde Lebensanschauung hatte hineinkommen lassen, heirathete sie einen praktischen Menschen, der vielleicht etwas roh war und durchaus nicht geneigt, ihr empfindsames, verworrenes Treiben zu begünstigen. Sie führt schwere Klagen über ihres Mannes Geiz, der ihr nicht Geld genug gegeben habe, die Wirthschaft gehörig zu führen; sie klagt, dafs er sie schon in den ersten Monaten nach ihrer Verheirathung gemifshandelt habe. Es ist sicherlich aber von ihren übertriebenen Angaben vielerlei abzurechnen. Mühselig schleppte sich ihre unglückliche Ehe bis zum fünften Jahre fort, bis ein heftiger Auftritt endlich dem Zerwürfnifs ein Ende machte. Ihr Mann schlug ihr jene Rolle Gedichte, über denen sie wahrscheinlich fortwährend geträumt, einmal um die Ohren; sie versagte ihm darauf die eheliche Pflicht und schickte jene Rolle an einen Justizbeamten, mit der Bitte, auf Grund dieser Mifshandlung die Scheidung einzuleiten. Dieser schickte sie ihr nach vier Wochen zurück, zufällig schwarz gesiegelt, „weil er sie liebte." Unterdefs hatte aber ihr Mann den Scheidungsprozefs schon eingeleitet; sie wurde für den allein schuldigen Theil erklärt und zur Tragung der Kosten verurtheilt. In diese Zeit fällt der Ausbruch des wirklichen Wahnsinns, der sich aber nicht scharf von ihrem früheren Leben abgrenzen läfst. Jener Justizbeamte wurde nun von ihr angeklagt, als ob er Schuld an ihrem ganzen Unglück sei; sie versichert, dafs er sie schon längst geliebt, ihr seine Liebe durch Aufführung der Jessonda (es war in der Stadt einmal ein Concert veranstaltet worden) und durch einen Aufsatz im Modenspiegel zu erkennen gegeben habe. Weil sie durch seine Kabale für den allein schuldigen Theil erklärt worden sei, verlangte sie von ihm als Entschädigung den Titel seiner Frau und wandte sich deshalb mit einer Immediatvorstellung an Sr. Majestät, auf die sie natürlich abschläglich beschieden wurde. Sie richtete darauf mehrere Briefe an den Prinzen von Preufsen, dem sie die bittersten Vorwürfe macht. Ich will ein Bruchstück aus einem dieser Briefe, der den Akten beiliegt, anführen, der ihre sinnlose Lebensauffassung hinlänglich bekundet: „Ew. Königliche Hoheit haben sowohl als Christ wie als Ritter unrecht gegen mich gehandelt, eine so wichtige Sache, ohne Gefühl für eine Unglückliche zu haben, von sich zu weisen, anstatt den Muth eines Ritters durch die That an den Tag zu legen und selbst mit der partheiischen Verfügung zu Sr. Majestät zu fahren, damit nicht so viele Opfer moralisch fallen. O wie kann ich als Frau mir so mächtige Feinde abwehren, da Gott mir keine andere Waffen verliehen, als höchstens Thränen, wenn Barbaren mich umgeben und mich zu würgen sich nicht scheuen." Zwischen diesen Bemühungen aber, die ich blos im Zusammenhange anführen wollte, weil sie sich auf einen Grundgedanken, den ihres bei der Scheidung gekränkten Rechtes beziehen, liegt noch eine andere lange Kette von wahnsinnigen Träumereien und Handlungen, die aus ihrer maafslosen Eitelkeit hervorgegangen waren. Nach ihrer definitiv ausgesprochenen

Scheidung hatte sie ihre Heimath verlassen; es mag sie damals tief genug erschüttert haben, dafs sie von ihren Kindern fortgehen mufste, obwohl diese bald eine ziemlich untergeordnete Rolle bei ihr spielten. Sie hielt sich eine Zeit lang in Potsdam bei einem Verwandten auf, der Besitzer einer Restauration war, wo sie die Wirthschaft mit führen half. Der Besuch einer Menge von Gardeofficieren, die in dem Lokal häufige Gäste waren, blieb nicht ohne Eindruck auf ihr empfängliches Gemüth, und es war besonders ein Herr v. S., zu dem sie sich schon damals ausnehmend hingezogen fühlte. Es war ihr, „als ob ihr eine innere Stimme zugerufen hätte: Diesen sollst du heirathen und keinen Andern." Von Potsdam kam sie nach Berlin, wo sie sich kümmerlich mit Handarbeiten ernähren mufste; der Zufall wollte, dafs sie jenem Officier, der auch nach Berlin versetzt worden war, gegenüberwohnte, und ihre Eitelkeit und Hoffnung fand in dieser Zufälligkeit, die ihr natürlich als eine besondere Schicksalsfügung erschien, eine neue Bestätigung. Wegen ihrer weiblichen Arbeiten hielt sie den Modenspiegel, um die neusten Moden daraus entnehmen zu können. Zwei Gedichte: „der Traum" und „die Schwalbe und die Rose" im Modenspiegel waren von jenem Officier für sie bestimmt und sollten ihr heimlich, weil er es öffentlich nicht wagte, seine Liebe kundthun. Sie schickte ihm darauf eine Rose und bat ihn schriftlich um ein Rendezvous. Der Officier, der nach ihrem Benehmen eigentlich nichts Anderes erwarten konnte, antwortete ihr so, als wenn er eine Prostituirte vor sich hätte, wovor sie aber doch erschrak, weil ihr sittliches Gefühl durch ihre Eitelkeit und sinnliche Begierde noch nicht unterdrückt war. Es hatte wenigstens die Folge, dafs sie sich für einige Zeit beleidigt und beschämt von ihm abwandte. In einem zufälligen Begegnen des Herrn v. S. bei einer Revue in Potsdam, wohin sie manchmal zum Besuche reiste, und wohin sie damals gerade mit der bestimmten Absicht gegangen war, um den König für einen unglücklichen und, wie sie sagt, durch Kabale unglücklich gewordenen Officier anzuflehen, sah sie einen neuen Fingerzeig des Himmels, dafs sie doch noch mit ihm vereint werden solle. Sie schickte ihm in Berlin wieder Locken und Perlenstickereien, bis er, der fortwährenden Sendungen endlich überdrüssig, sie einmal rufen liefs und sie wol ernst genug auf ihre Thorheiten aufmerksam gemacht haben mag. Sie fing bitterlich an zu weinen, aber blieb die alte eitle Thörin. „Als ich zurückkam, da sah er noch herüber und blieb am Fenster stehen und daraus sah ich, dafs er noch verliebt in mich sei und ich wufste doch, dafs sein Herz im Modenspiegel ganz anders gesprochen habe." Sie war überzeugt, dafs er sie doch noch heirathen würde, wenn sie ihm nur ebenbürtig wäre. Kurz nach diesem Vorfall mufste sie ihre Wohnung verlassen, weil ihr Benehmen Aufsehn erregt hatte.

Der letzte Gedanke, dafs sie doch noch an das Ziel ihrer Wünsche kommen könne, wenn sie adelig sei, veranlafste sie zu einer neuen Reihe wahnsinniger Handlungen. Sie wandte sich an einen Fürsten, den sie manchmal unter den Linden hatte reiten sehen und der überdiefs manchmal Gedichte im Modenspiegel abdrucken liefs. Besonders ein Gedicht: „an ein Lüftchen" konnte sich nur auf sie beziehen; ursprünglich war auch er in sie verliebt und sie schmeichelte sich mit der ernsthaften Hoffnung, dafs auch er sie heirathen könne, aber die Liebe zu dem Herrn v. S., für den sie jetzt noch „Kaiser und Könige gern verschmähen würde", überwog doch und sie bat den Fürsten blos, sie zu adoptiren. Sie wurde wegen dieses Briefes zum Polizeipräsidenten gefordert, gegen den sie von jeher eine gewisse Abneigung hatte, weil er mit im Komplotte bei ihrer Scheidung gewesen sein sollte; er hatte namentlich gegen jenen früher erwähnten Justizbeamten ihr keinen Schutz gewähren wollen, der ihr einmal in Berlin eine Karte mit seinem Namen hinterlassen und dann aus Angst, doch noch wegen seiner schändlichen Absichten zur Rechenschaft gezogen zu werden, im Modenspiegel Vorschläge zur gütlichen Vereinigung gemacht hatte mit den Worten: „Hulda, ich will dir Alles geben, ich will dir preufsische Tresorscheine geben, nur schone mein junges Leben." Von der Polizei scheint sie damals mit einer blofsen Zurechtweisung losgekommen zu sein. Sie erklärte sich den Besuch eines Polizisten wieder so, dafs der Fürst in seinem Interesse es allerdings für nöthig finden mufste, ehe er sie adoptirte, nachsehen zu lassen, ob sie in ihrer Wohnung ordentlich eingerichtet sei und ob sie überhaupt einen moralischen Lebenswandel führe. Wie an jenen Fürsten, so stellte sie auch an den König den Antrag, ihr einen Adelsbrief ausfertigen zu lassen, um Hrn. v. S. ebenbürtig zu sein, und ihr den Konsens zur Heirath zu geben. Ihre Kinder trug sie dem König als Geschenk an, vielleicht zunächst um sie los zu werden, dann, um durch die Erhöhung und Würde ihrer Kinder selbst adelig zu werden und worauf sie jetzt noch besonders Gewicht legt, um durch ihre grofsmüthige Entsagung dem König zu zeigen, welcher Opfer eine Bürgerliche fähig sei. Ihrer Bitte hatte sie eine

Schachtel mit folgenden Geschenken beigelegt: ein Christpüppchen aus Zucker (um die Schuldlosigkeit der Kinder überhaupt zu zeigen), ein Kreuz mit zwei Engeln (weil der Wahnsinn der Menschen einen Engel hingewürgt), einen Becher zum Abendmahl, ein Herz von einem Pfeil durchbohrt (um zu zeigen, dafs Amor sie getroffen) und endlich Orden zur Veredlung des Herzens auf weifsen Atlas gestickt, nebst einem Lorbeerkranze. — (Das Zeug ist gewifs nie an seinen Bestimmungsort gelangt.) Ich übergehe eine grofse Menge von andern wahnsinnigen Handlungen, den frühern ziemlich ähnlich. Ein neuer Brief an den König, worin sie Vorschläge zur Stiftung neuer Orden machte und als Probe mehrere einsandte, einen blau und weifs, mit der Devise: Treu gegen den Feind in der Noth zu sein, mufs die Ehre jedes Preufsen sein; einen andern weifs und grün etc. war endlich die Veranlassung ihrer Versetzung in die Irrenanstalt.

Hier entwickelt sie ihre romanhaft überspannte Anschauungsweise, wird gelegentlich heftig, wenn man ihr entgegentritt und benutzt als Rechtfertigung für ihre hochfliegenden Pläne hauptsächlich das Ideal einer christlichen Nächstenliebe, in das sie ihren ganzen Unsinn hineinflüchtet. Von Störung ihrer körperlichen Funktionen war nichts wahrzunehmen. Im September hatte sie einen leichten Lungenkatarrh, im Oktober überstand sie einen leichten Anfall von Ruhr, die leider auf der Irrenstation der Charité fast endemisch ist, der indefs bei der einfachen Anwendung eines infus. Ipecac. mit Mucill. Salep und Natr. nitr. völlig beseitigt wurde. Ihre Menstruation erschien stets reichlich und in regelmäfsigen Intervallen ohne weitere Beschwerden. Am 26. Septbr. 1843 wurde sie für blödsinnig erklärt und im December in die Abtheilung für Unheilbare in das Arbeitshaus versetzt, von wo sie im Januar 1847 wegen einer sehr heftigen Aufregung wieder in die Charité zurückgebracht wurde. Die Aufregung minderte sich schon bei ihrem Eintritt in die Charité und äufserte sich zunächst nur durch stürmische Klage über die schlechte Behandlung, die sie hätte durchmachen müssen. — Sie hat während ihrer Entfernung aus der Charité ihre wahnsinnigen Träumereien nur weiter ausgesponnen und befestigt; sie hält alle früheren Hoffnungen noch mit derselben Innigkeit fest, es hält indefs schon sehr schwer, ein zusammenhängendes Gespräch mit ihr zu führen, und das öftere Abspringen ihrer Rede, der unerschöpfliche Flufs ihrer Worte läfst den Uebergang in Verwirrtheit nicht mehr verkennen. Der Gipfel, bis zu dem sie ihren Wahnsinn noch ausgebildet, ist folgender Plan: „Sie will eine kommune Ehe stiften. 30 Personen aus den höchsten Ständen, worunter sich auch alle ihre früheren Liebhaber befinden, sollen berechtigt sein, diese Ehe einzugehen. Die Frauen, sie selbst natürlich an der Spitze, sind dagegen aus den niedersten Ständen zusammengesucht; brave Mädchen, die sonst keinen Mann finden, die aber tüchtig arbeiten können, die gut nähen, kochen, backen etc. Die Benutzung der Männer und Frauen ist gemeinschaftlich; es hat jeder Mann das Recht, jede Frau zu benutzen. Das Kinderzeugen als sinnlich soll nur Nebenzweck sein; die zufällig entstehenden Kinder sollen gemeinsam erzogen und zu allgemeinen Zwecken und Arbeiten ausgebildet werden. Die Wirksamkeit dieses Instituts soll sich zunächst auf die Irrenanstalt erstrecken und die kommunen Frauen sollen die gemietheten und bezahlten Wärter ersetzen; in der Nähe der Irrenanstalt soll eine Bäckerei, ein Fleischerladen errichtet werden, um bessere Nahrungsmittel für die Geisteskranken zu bereiten."

Von Emancipation der Frauen versichert sie nie Etwas gehört zu haben; auch steht dieser Plan, wie ich mich durch wiederholtes Nachfragen überzeugt habe, isolirt da und ist mit andern kommunistischen und socialen Hoffnungen und Wünschen nicht verkettet.

Ihr körperliches Befinden ist jetzt vollkommen günstig; es ist kein einziges objektives Symptom vorhanden, was auf Erkrankung irgend eines Organs hindeuten könnte. Eine erotische selbst zu sinnlicher Befriedigung neigende Gemüthsstimmung ist aus ihrer häufigen Versicherung, dafs sie nicht sinnlich sei, die unaufgefordert gegeben wird, und ihrem koquetten Benehmen ohne Mühe herauszulesen.

Sie ist, nachdem ihr Aufregungszustand vorüber war, wieder in die Aufbewahrungsanstalt zurückgebracht worden.

Eine erbliche Anlage hat die F. von vorn herein zum Wahnsinn disponirt. Obgleich ihre Eltern selbst gesund, war ein Bruder und eine Schwester ihrer Mutter geisteskrank; der Wahnsinn ihrer Halbschwester zeigt, dafs die Disposition von väterlicher und mütterlicher Seite auf sie übertragen wurde. Ueber die Entstehungsweise des Wahnsinns bei ihren Verwandten sind ihre eigenen Angaben zu widersprechend und schon zu sehr mit der Farbe ihres eigenen Wahnsinns übertüncht, als dafs sie mit Sicherheit hier angeführt werden könnten. Die Schwester, die in der Charité behandelt wurde, litt an einer tiefen Melancholie mit fortwährendem Antriebe zum Selbstmorde. Von einer körperlichen Krankheit, die direkt den Wahnsinn erzeugt hätte oder die später als Gelegenheitsursache bei seinem Ausbruch mitgewirkt, ist in ihrer Anamnese keine Spur zu finden, wenn man sich etwa entschliefsen wollte, das kalte Fieber oder den Bandwurm als die Materia peccans anzuschuldigen. Eine körperliche Anlage ist vorhanden, wie die erbliche Uebertragung zeigt; wir haben ein Recht hier von Erblichkeit zu sprechen nicht blos, weil eine grofse Zahl ihrer Verwandten wahnsinnig geworden ist, sondern weil sie in ihrer ganzen geistigen Entwicklung die Momente zeigt, als deren Weiterentwicklung der Wahnsinn sich erzeugte. Für das gewöhnliche Urtheil beginnt ihr Wahnsinn erst mit ihrer ersten wahnsinnigen Handlung; er kommt erst zur Aeufserung an den Gegensätzen, die ihr das praktische Leben in ihrer Ehe fühlbar macht, aber er besteht schon lange in ihrem schwärmerischen und verschrobenen Sinn. Von der Noth des Lebens gedrängt, gezwungen für ihren gewöhnlichen Lebensunterhalt mühsam zu kämpfen und zu arbeiten, waren ihre Träume durch den Gegensatz nur mehr herausgefordert; und ihre Ehe, die ihren eiteln Idealen gewifs in keiner Weise entsprechen konnte, mufste diesen Gegensatz noch mehr erhöhen. — Was sich in diesem Falle besonders klar herausstellt, der Wahnsinn erscheint in keiner Weise als eine neue, überraschende Begebenheit, zu deren Deutung man irgend einen unbekannten Krankheitszustand, eine gewisse Umstimmung der Nerventhätigkeit aufsuchen müfste, sondern ist nur die thatsächliche Ausführung ihrer früheren phantastischen und eiteln Träume. Man sieht auch, wie schwer die Grenze zwischen solch phantastischem Wirrwarr, der schon seit ihrer Jugend in ihrem Kopfe spukte, und dem eigentlichen Wahnsinn zu ziehen ist, oder richtiger, dafs es in vielen Fällen gar keine Grenze giebt. Obgleich sie seit Jahren ihr Unwesen trieb und die Behörde längst auf sie aufmerksam geworden war, so scheinen die Veranlassungen, sie in's Irrenhaus zu bringen, nicht hinlängliche Beweiskraft gehabt zu haben, weil ähnliches überspanntes Treiben unzählich oft vorkommt und im gesunden Leben ruhig mit unterläuft.

Als sie von ihrem Manne getrennt ist, nehmen ihre Wünsche und Vorstellungen, die früher mehr in ein allgemeines, unbestimmtes Sehnen verflossen, eine sehr sinnliche Färbung an und Liebschaften bilden den Mittelpunkt ihres Treibens als Zeichen nach Befriedigung ihrer Sinnlichkeit. Das organische Bedürfnifs fliefst in ihre Wünsche und Vorstellungen. — Sehr charakteristisch und allein in vielen Fällen genügend, um den Wahnsinn zu constatiren, ist die Erscheinung, dafs ihr Ich den Mittelpunkt von Allem, was geschieht, bildet, dafs sie aus jedem zufälligen Ereignifs eine Bestätigung für ihre wahnsinnigen Vorstellungen, die schon den festen Kern ihres Ich's bilden, sich heraussaugt. Weil sie wünscht, in Gedichten besungen zu werden, findet sie Gedichte im Modenspiegel, die nur auf sie Bezug haben können; jedes zufällige Begegnen wird ihr eine höhere Fügung des Schicksals. — Jeder Mensch will sich mit der Aufsenwelt in Uebereinstimmung setzen; was er nicht bewältigen und in sich aufnehmen kann, dagegen schliefst er sich ganz ab, es existirt gar nicht für ihn oder er erklärt es sich auf seine Weise, er legt seine Anschauung, sein Ich hinein; er verfälscht die reine Objektivität, weil er mit ihr nicht fertig werden kann. Der Wahnsinn macht es im Ganzen ebenso. Er will auch eine Uebereinstimmung; er bedarf zur Sicherung seiner ganzen Persönlichkeit, seiner wahnsinnigen Vorstellungen, seines wahnsinnigen Ich's, das er gern als ein gesundes geltend machen möchte, der Beweise, die andern Menschen für ihre Gedanken aus dem gewöhnlichen Leben zufliefsen; wie er sie braucht, so macht er sie zurecht; er steht noch auf einer niederen Stufe der Krankheit, wenn er sich dabei an wirkliche Ereignisse anklammert, wenn er Thatsachen zur Basis des Weiterbauens seines Wahns nimmt und diese blos umformt; auf einer höhern Stufe des Wahnsinns entbindet er sich auch dieser Fessel und macht sich blos Gedanken, die aus seinem Wahnsinn entsprungen, ihn rückwärts wieder bestätigen müssen.

Unsere Kranke war von jeher sehr eitel gewesen und

frühere Huldigungen, denn sie mufs schön gewesen sein, dienten ihrem stolzen Selbstvertrauen zur Rechtfertigung. Eitelkeit ist der umgekehrte Argwohn. Dafs sie manche Blicke auf sich bezog, mag noch kein Wahnsinn gewesen sein; wir erkennen den Wahnsinn erst aus der ausschweifenden Wahl der Objekte, die ihre Eitelkeit befriedigen sollen. Ihre einzelnen wahnsinnigen Streiche lassen keine weitere Gliederung zu und nur zuletzt hat sie in dem Plan einer kommunen Ehe ihre verworrenen und unsteten Wünsche zu einem gemeinsamen Plane zusammengeschmolzen. Es stand eigentlich bei einem verworrenen Treiben, das so viele Jahre hindurch anhielt, nicht zu erwarten, dafs sie noch ein zusammenhängendes Ganze aus sich herauszubilden im Stande sein würde. Zunächst ist ihr der Gedanke der kommunen Ehe wohl durch den Wunsch ihre Sinnlichkeit zu befriedigen, eingegeben worden und man sieht bei der Anlage des Plans, wie sehr auch das Verlangen, ihre Lage im Irrenhause zu verbessern, mitgewirkt hat. Eine höhere Bedeutung möchte ich dem Entwurfe zur kommunen Ehe, obwohl er immer der Gipfel ihres Wahnsinns ist, nicht beilegen. —

Fall V. Dementia. Cysticercus Blasen auf der rechten Hemisphäre.

Andreas H. 35 Jahr alt, aus Magdeburg, soweit sich ermitteln liefs, ohne erbliche Anlage, hatte früher mit seiner Mutter Jahrmärkte bezogen, war aber später so heruntergekommen, dafs er als Tagearbeiter seinen Lebensunterhalt verdienen mufste. Er hatte bei seinen Arbeiten auf dem Packhofe in Magdeburg Tage lang mit dem halben Körper im Wassers stehen müssen und soll dabei dem Genusse von Spirituosen ziemlich reichlich zugesprochen haben. In seiner Jugend soll er stets gesund gewesen sein, hat namentlich nie an Skropheln gelitten, war auch nie syphilitisch. Seit 11 Jahren war er verheirathet und hatte zwei gesunde Kinder. Im October 1844 wurde er zum ersten Male in's Krankenhaus gebracht; er hatte damals grofsartige Pläne, wollte neue Fabriken errichten und zu dem Ende zuerst ein Pferd, einen Esel und Gänse, um sich Federn zu Betten zu verschaffen, kaufen. Er zeigte eine grofse Unruhe, rastloses Umhertreiben und einen übermäfsigen Geschlechtstrieb, dem er auf jede Weise Befriedigung zu verschaffen versuchte. Gastrische Beschwerden wurden zunächst das Objekt der Behandlung. Auch Sinnestäuschungen kamen vor. Bei jedem Widerspruch geräth er in den heftigsten Zorn, der sich bald zu einer andauernden Tobsucht entwickelt; er zerbrach seine Utensilien, zerrifs die Zwangsjacke, schrie, fluchte, brach eiserne Stäbe vor seinem Fenster entzwei, sprang acht Fufs hoch in den Hof hinunter; dabei grofse Gefräfsigkeit, die er durch die ekelhaftesten Dinge zu befriedigen suchte; er kaut an alter Leinwand, wickelt Schnupftaback in Papier oder in ein Stück seiner zerrissenen Bettlaken und saugt daran, trinkt aus der Oelkruke. Urin und Koth läfst er gewöhnlich in's Bett. Schlaflosigkeit, Unempfindlichkeit gegen Schmerz (Vesikantien im Nacken), geringe Reaktion gegen Arzneien, gegen Brechmittel. Im November wird er, nachdem die grofse Exaltation sich gemindert, kurze Zeit aus dem Krankenhause entlassen, bald aber wieder in die Arbeitsanstalt gebracht, wo er wieder solchen Unfug macht, dafs man ihn als tobsüchtig in's Krankenhaus zurückbringt. Im Januar 1845 kommt er wieder in die Arbeitsanstalt; er war inzwischen einige Tage zu Hause gewesen, wo er Feuersgefahr drohte. Sein Zustand war so wechselnd, Sinn und Unsinn so mit einander vermischt, dafs man über den Verdacht einer Simulation nicht recht hinauskommen kann. In der Irrenanstalt in Magdeburg, wohin er endlich geschafft wird, verübt er die tollsten und ekelhaftesten Streiche, verunreinigt sich fortwährend — er braucht seinen Koth mit Stroh vermischt als Schnupftaback — scheinbar bei dem völligen Gebrauche seiner Vernunft, denn er weifs für Alles Entschuldigungsgründe anzuführen und hat das Bewufstsein seiner Lage. Am 8. Febr. 1846 ist er der Irrenanstalt in Halle übergeben worden.

Er zeigte sich als ein Mann von mittlerer Gröfse, starkknochig gebaut, kräftig entwickelter aber schlaffer Muskulatur. Die Konformation seines Schädels zeigt nichts Abnormes; auf der Höhe des rechten vordern Stirnbeins ist eine von Haaren entblöfste Narbe, die jedoch blos in der Kopfschwarte sitzt. Reicher Haarwuchs. Seine Augen haben einen matten Ausdruck; das Gesicht ist bleich und gedunsen, die untern Augenlider sind schlaff herabhängend. Die Organe der Brust und Bauchhöhle sind gesund; die Wirbelsäule ganz gerade und nirgends schmerzhaft. An den Unterschenkeln hinten an der Wade Varicen. Der vordere Theil, besonders der linke Unterschenkel, ist dick, roth, glänzend, borkig; an einzelnen Stellen, wo sich die Epidermis in kleinen Schüppchen abschilfert, nässend. (Die rothen entzündeten Stellen wurden später einige Male skarificirt, wodurch die Spannung und Röthe bedeutend gemindert wurde.) Er klagt über Brennen in der Harnröhre, will fortwährend Drang zum Urinlassen haben, und der Urin soll manchmal blos tropfenweise abfliefsen. Doch, wie ich mich oft genug überzeugt, fliefst der Urin in einem Strahle, ist hell ohne Bodensatz, die Einführung des Katheters ist schmerzlos. Puls ist ruhig und gleichmäfsig, Stuhlgang etwas träge. — Seine Antworten sind richtig und eine Wahnvorstellung nicht wahrzunehmen. Auffallend ist seine unruhige Geschäftigkeit, vor der er selbst zu keiner regelmäfsigen Thätigkeit kommt; er bekümmert sich sehr viel um das Benehmen der andern Kranken, hauptsächlich wohl, um dadurch die Aufmerksamkeit von sich abzulenken. Er verunreinigt sich bald in den ersten Tagen jede Nacht mit Urin und Koth (die Faeces sind aber ganz fest) und steht aufserdem noch jede Nacht mehrmals auf um zu uriniren. Wenn er darüber zur Rede gestellt wird, so läugnet er es entweder ganz oder entschuldigt sich mit seinem festen Schlafe. Die Entziehung der Abendsuppe (er wird sehr gierig und gefräfsig) hat den Erfolg, dafs er mehrere Tage hintereinander sich reinlich hält. Als er sich in der Irrenanstalt etwas eingewohnt hat, fängt er an gegen andere Kranke boshafte Streiche auszuüben, er stiehlt hauptsächlich Efswaaren. Es wird nothwendig, ihn zeitweise zu isoliren, wovor er sich sehr fürchtet und was ihn für einige Zeit zu gröfserer Ordnung bringt. Seine Verunreinigung kann er aber niemals ganz lassen, man bemerkt auch, dafs er gern in seinen Exkrementen herumwühlt. Die medicinische Behandlung hatte in der Anwendung der Douche im warmen Bade auf den Rücken, innerlich in der Darreichung von Rheum, dann Tinct. ferr. pom. mit Elix. acid. Hall. bestanden; er hatte ein viel frischeres, volleres Aussehen gewonnen, doch kann er wegen seiner zwecklosen Unruhe nicht dauernd im Freien beschäftigt werden. Gegen Ende Juni wird seine Unruhe noch gröfser, grofse Zusammenhangslosigkeit seiner Reden ohne körperliche Krankheitserscheinungen. Er zieht sich aus, zerfasert seine Hemden, zerreifst die Zwangsjacke mit den Zähnen und Nägeln, beschmiert die Wände mit seinem Kothe, scheuert die Dielen mit seinem Urin. Ein infus. Digit. mit Tart. stib. ist erfolglos. Es ist sehr schwer ihn zum Brechen zu bringen. Es wird ihm wieder Extr. ferr. pom. mit Extr. Rhei in Pillenform gegeben, dann Hb. Taraxaci mit Extr. Millefolii;

die letzteren Pillen bewirken jedoch zu reichliche Stuhlentleerungen und müssen bald wieder ausgesetzt werden. Durch die Zwangsjacke waren Ende Juli an den Armen einige oberflächliche Exkoriationen entstanden, die zweimal täglich sorgsam verbunden und genau mit langen Binden umwickelt werden. Obwohl er aber fortwährend über Schmerzen klagte und über die Anlegung des Verbandes wiederholt seine Dankbarkeit aussprach, ro rifs er doch den angelegten Verband sogleich wieder ab, scheuerte, wenn er die Jacke an hatte, so lange daran herum, bis es anfing zu bluten, zerzupfte die Binden, wusch die Wunden mit Urin oder beschmierte sie mit Koth. Anfang August wurden die Wunden dadurch brandig, die Arme wurden, namentlich der linke, bis an's Schultergelenk ödematös (Kamillenfomente, innerlich Arnica, Tinct. arom. acid. Wein, Kampher); es entwickelte sich ein von Aufnahme der Brandjauche herrührender Zustand; kalte Haut, kleiner Puls, trockene rissige Zunge, grofser Durst, Athemnoth von Oedem der Lunge, sehr rascher allgemeiner Collapsus, allgemeines Zittern und in der Nacht vom 10. zum 11. August Tod. Die Sektion wurde am 12. früh in Beisein von Dr. Heinr. Meckel und Krüger unternommen.

Schädel sehr dick. Faserstoffige Gerinnsel im Sinus longitud. Die Dura mater hängt durch zahlreiche Pachionische Granulationen fest mit dem Gehirn zusammen, dessen Oberfläche stark angefüllte Gefäfse und starke Trübung der Häute mit Ergufs eines trüben Serums in ihnen darbietet. Die Arachnoidea an einzelnen Stellen fibrös verdickt. Beim Abziehen der Häute vom Gehirn bleibt ein Belag von Hirnsubstanz davon sitzen. Die Konsistenz des Gehirns ist derb. Die Ventrikel leer, das vordere Horn des rechten verklebt. Auf der rechten Hemisphäre aufliegend, nahe an der Incisura media ein kleiner zusammengeschrumpfter Cysticercus ganz oberflächlich unter der Pia mater; ganz vorn an der Spitze in die graue Substanz eingebettet ein ähnlich zusammengeschrumpfter Balg und ein dritter, ganz frischer, dessen Blase noch gefüllt war, der rechts aus der Fossa Sylvii herausfiel, als das Gehirn in die Höhe genommen wurde. Sonst im Gehirn nichts Abnormes.

Die Rückenmarkshöhle enthält wenig Flüssigkeit. Die äufseren Gefäfsplexus um die Dura mater sind sehr blutreich. Die Arachnoidea ist im Hals und Brusttheil von der hintern Wand sehr verdickt und am Hals und Brusttheil an mehreren Stellen Knochenplättchen ungefähr 9—10″ lang, 4″ breit. Die Pia mater läfst sich in grofsen Strecken abziehen. Das Mark ist normal.

Herzbeutel leer. Herz grofs, schlaff, feste Koagula im rechten Herzen. Klappen gesund. Auf der linken Lungenpleura eine frische sammtartige, membranöse Exsudation auf dem untern Lappen. Im untern Lappen der linken Lunge Eiterinfiltrationen von der Gröfse eines Silbergroschens dicht an der Oberfläche, aber auch einzeln im Centrum. Die rechte Lunge adhärirt mit allen fibrinösen pleuritischen Exsudaten; in ihrem untern Lappen ebenfalls kleine Eiterheerde, aber weniger als links; in ihrer Spitze verkreidete Tuberkeln. Beiderseits starkes schaumiges Oedem und Bronchitis. Fettleber, die Gallenblase mit gelbröthlicher Galle reichlich gefüllt. Milz grofs, weich, von marmorirtem Anseln. Nieren, Blase, Harnröhre, Magen und Darmkanal gesund. —

Der linke Vorderarm sehr geschwollen; von der brandigen Stelle, die sich dicht über dem Handgelenk befindet bis zum Ellnbogengelenk und diefs äufserlich umgebend Ergufs von jauchigem Eiter zwischen Fascia und Haut, das Gelenk gesund. Die Venen sowohl am Vorder- als Oberarm haben frische Koagula, aber ohne Eiter. Eine Achseldrüse sehr vergröfsert. Am rechten Arme von der brandigen Stelle an ebenfalls Eiterergufs, doch blos bis zur Mitte des Vorderarms, hier aber mit Zerstörung der Fascia zwischen die Muskeln dringend. In der rechten Subclavia ein grofser weicher Blutpfropf, der ein älteres festes Faserstoffgerinnsel einhüllt.

Es ist schwer für den geschilderten Zustand einen scharf abgegrenzten Namen hinzustellen; der Fall läfst sich in ein psychologisches Schema nicht gut hineinbringen. Fälle ähnlicher Art sind aber in Irrenanstalten nicht selten. Der Name Dementia würde mir noch am passendsten erscheinen.

Die Sektion weist bestimmte Läsionen der Centralorgane nach; wir finden die Produkte von längst abgelaufenen und von frischen Krankheitsprozessen; abgestorbene, verschrumpfte Bälge von Cysticercen und einen ganz frischen und Knochenplättchen an der Arachnoidea des Rückenmarks. Wir können die Ende Juni auftretende heftige Aufregung mit der Bildung der frischen Cysticercus-Blase in Verbindung bringen, während der frühere tobsüchtige Zustand, den er in Magdeburg durchgemacht hatte und nach dem eine Art Remission eingetreten war, mit der Bildung der zusammengeschrumpften zusammenhängen dürfte. Die Verdickung der Häute zeugt von wiederholten Exsudationen, ebenso wie die Verdickung der Arachnoidea mit ihren Knochenplättchen. In welcher Weise die Krankheitsprozesse und Produkte gerade die vorliegenden Symptome bewirkt haben, läfst sich mit Sicherheit nicht angeben; die ganz zwecklose Unruhe liefs höchstens auf einen Druck im Gehirn schliefsen. Das fortwährende Verunreinigen mufste, da kein lokales Leiden als der Grund zu entdecken war, als eine Inkontinenz betrachtet werden, die von einem centralen Leiden herrühren konnte, wahrscheinlich von einem Leiden des Rückenmarks. Dagegen sprach der Mangel eines jeden andern Symptoms einer Krankheit des Rückenmarks, und was besonders schlagend erschien, der Einflufs der gegen diese Verunreinigung gerichteten disciplinarischen Bestrafung. Die Entziehung der Abendsuppe hat mehrmals für mehrere Tage den Erfolg, dafs er sich nicht verunreinigt oder weil man bei der Suppe die Schuld des Ausbleibens auf die Nichtzufuhr wässriger Bestandtheile schieben könnte, das Isoliren mit Abendsuppe hat denselben günstigen Erfolg. Dieser moralische Einflufs schien also die Vermuthung einer Rückenmarkskrankheit zurückzuweisen. — Ich habe den Fall hauptsächlich deshalb ausgewählt, um auf die Schwierigkeit und Unzuverlässigkeit einer genauern Diagnose in solch verworrenen Fällen, wie sie aber in Irrenhäusern häufig genug vorkommen, aufmerksam zu machen; auch in psychischer Hinsicht liefsen sich für den vorliegenden Fall keine weiteren Momente der Entwickelung auffinden und die Zusammenhangslosigkeit, die Verworrenheit seiner Vorstellungen bot fast niemals einen Anhalt zu einem über die gewöhnlichsten Fragen hinausgehenden Gespräche. —

Ein sehr quälendes Symptom in Irrenhäusern ist die Verunreinigung mit den Exkrementen. Man findet es auf der Höhe der Tobsucht bei Nymphomanischen, bei Blödsinnigen. In prognostischer Bedeutung ist es ein sehr schlimmes Symptom; das geistige Leben mufs schon sehr tief gesunken sein, wenn der Mensch den natürlichen Ekel vor seinen Exkrementen überwindet; wenn er sich nur damit verunreinigt, Urin und

Koth nur in's Bett läfst, so zeigt das zunächst nur eine Gleichgültigkeit gegen Anstand und Reinlichkeit; das Gefühl für die Pflege ihres eigenen Körpers ist vernichtet.*) Viele Kranke essen aber ihren Koth, trinken ihren Urin. Ich habe die Beobachtung von mehreren Irrenärzten bestätigen hören, dafs in mehreren Fällen ein aufgeregter Geschlechtstrieb mit einem solch widerlichen Gelüste zusammenhing; doch läfst sich diefs nicht in allen Fällen nachweisen. Manche Kranke verbinden abergläubische Vorstellungen damit; sie hoffen Heilung, wenn sie ihren Urin trinken oder sie fürchten, dafs man ihnen schaden könne, wenn sie ihre Exkremente fortgeben. Eine Dame wusch sich in der Reconvalescenz von der Tobsucht die Wunde, die von der Anwendung der Pockensalbe auf ihrem Schädel geblieben war, immer mit ihrem Urin und verzögerte dadurch die Heilung ungewöhnlich lange, was wir uns anfangs nicht erklären konnten; sie hielt es für heilsam. Bei einem Kranken, der an sehr starker Gasentwicklung im Darmkanal litt, fiel die Sucht seinen Koth zu essen mehrmals mit dieser Störung seiner Digestionsorgane zusammen; bei einem Andern, der an Dementia litt, erschien es als der Ausdruck der unbestimmten Angst; es wurde jedesmal beobachtet, sobald mit ihm oder um ihn eine Veränderung stattfand, wenn ein neuer Wärter auf seine Station kam oder wenn ihm eine neue Schlafstelle angewiesen wurde.

Fall VI. Gehörs- und Gesichtshallucinationen bei einem Blinden.

August P. 37 Jahr alt, der Sohn eines Bauern aus einem Dorfe bei Halle, wurde am 27. April 1847 aus dem Königl. Invalidenhause in die Irrenabtheilung der Charité versetzt. So weit sich ermitteln liefs, ohne erbliche Anlage und nach seinen Angaben in seiner Jugend stets gesund, mit einer gewöhnlichen, seinen Verhältnissen entsprechenden geistigen Bildung ausgerüstet, wurde er in seinem neunzehnten Jahre Soldat. Vor zwölf Jahren wurde er, wie er sagt, (ärztliche Zeugnisse und Nachrichten stehen mir darüber nicht zu Gebote) von

*) Es sind natürlich die Fälle abzurechnen, wo eine wirkliche Paralyse der Schliefsmuskeln vorhanden ist.

einem Gelenkrheumatismus und einer sehr starken rheumatischen Augenentzündung befallen, als deren Folge er eine Kontraktur beider Oberextremitäten bekam und das Sehvermögen auf beiden Augen gänzlich einbüfste. In diesem traurigen und für seine Jugend doppelt schmerzlichen Zustande lebte er seit der Zeit im Invalidenhause in Berlin; doch scheint sein Unglück keine tiefere Gemüthserschütterung und dauernde Zerrüttung bei ihm hervorgebracht zu haben; er hatte sich in den Kreis des Invalidenhauses eingewöhnt (er verlangt jetzt noch mit grofser Sehnsucht danach zurück), kannte jeden Schritt und Tritt im Hause und hatte auch gelernt, seine krummen Arme zu brauchen und sich wenigstens mit Hülfe eines Stabes einen Löffel selbst zum Munde zu bringen. Von seinem Solde hatte er sich eine kleine Summe erspart, an die er manche Hoffnung für seine Zukunft knüpfte. Die Schwester eines seiner Kameraden, die oft zum Besuche kam, hatte sich sehr viel mit ihm beschäftigt, ihm geschmeichelt und die Hoffnung vorgespiegelt, er könne doch trotz seines verkrüppelten Körpers noch einmal heirathen. Es läfst sich aus den Wirkungen der nachherigen Täuschung entnehmen, wie aufregend eine solche Hoffnung für ihn gewesen, wie hoch sie ihn erhoben haben mag. Genug das Frauenzimmer lockte ihm zuerst sein sauer erspartes Geld ab, natürlich mit dem Versprechen, es wieder zu geben, und wufste auch ein Eheversprechen von ihm zu erhalten. Nach einiger Zeit fand sich, dafs sie schwanger sei und die Schwangerschaft wird unserm Kranken imputirt; er wird, weil das Frauenzimmer einen Vater für ihr Kind braucht, fortwährend an sein Eheversprechen erinnert und als der Betrogene sich jetzt loszumachen versucht, wird ihm die Rückgabe des Geldes auch unter allerlei Ausflüchten vorenthalten. So viel Trug und Unglück erschütterten ihn zu tief; er konnte nicht mehr Stand halten. Er wurde von der Zeit an schweigsam, trübsinnig und träumerisch; seine tiefe Depression ging bald in sehr heftige Exaltation bis zu wirklicher Tobsucht über, in der er laut schimpfte und fluchte. Seine eigene Verzweiflung ging so weit, dafs er Selbstmordversuche machte; er wurde einmal noch glücklicherweise dabei getroffen, als er sich ein Handtuch um den Hals zuschnüren wollte. Die nächste Veranlassung zu seiner stärkeren Aufregung waren Hallucinationen des Gehörs und des Gesichts. Er wurde, wie gesagt, im April in die Charité gebracht.

Er ist ein Mann mittlerer Gröfse, kräftig gebaut, aber mit schlaffer Muskulatur und Haut, die gewöhnlich sich kühl anfühlt. Die ganze Haltung ist eine gebeugte mit sehr unsicherm, wankendem, den Blinden eigenthümlichen Gange. Sein Schädel hat nichts Auffallendes; seine Augäpfel sind tief in die Orbita zurückgesunken, atrophisch, auf beiden Seiten eine vollkommene Verdunkelung der Cornea mit vorderer Synechie, so dafs es also nicht möglich, das Innere des Auges zu besichtigen. Das Sehvermögen ist vollkommen aufgehoben; er hat auch nicht den geringsten Lichtschimmer. Beide Arme sind in einem beinahe rechten Winkel flektirt und können nur sehr wenig extendirt werden. Man fühlt bei der Untersuchung, dafs das Hindernifs der Extension nicht in den äufsern Bedeckungen der Arme, sondern in den die Gelenke umkleidenden Theilen liege, die selbst übrigens keine besondere Deformität zeigen. Seine Gefäfsthätigkeit war gewöhnlich sehr langsam, Herz und Lunge gesund, der Stuhlgang wurde im Anfange durch ein Rheuminfus mit Kali tart. befördert. Aufserdem warme Bäder mit kalten Uebergiefsungen.

Seine Hallucinationen waren in der Charité noch ganz in derselben Weise zu beobachten, wie er sie draufsen gehabt haben sollte. Zunächst waren es Gehörshallucinationen; es waren Stimmen seiner früheren Kameraden, Stimmen, die er für die der Kranken in der Charité nahm, aber hauptsächlich Weiberstimmen, unter denen er deutlich die Stimme des Weibes, das ihn so schändlich betrogen, herauserkannte. Die Stimmen verfolgten ihn mit Schimpfworten, hielten ihm sein Unglück, seine Krankheit vor, nannten ihn blinder Hund, riefen ihm zu, er solle aus der Charité fort, er solle umkommen, er solle verhungern, sie verhöhnten ihn dann wieder, dafs er ein solcher Narr gewesen sei, sich sein Geld ablocken zu lassen. Sie störten ihn des Nachts aus dem Schlafe auf, aber liefsen ihm auch am Tage keine Ruhe; er versicherte, sie manche Tage ununterbrochen gehört zu haben. Sie waren in verschiedener Entfernung von ihm; manchmal dicht vor dem Fenster oder selbst vor der Thür; besonders die Frauenstimmen waren die unverschämtesten und näherten sich auch am meisten. Mit diesen Gehörshallucinationen waren auch Gesichtstäuschungen verbunden. Sie treten zunächst in der Nacht auf, in seinen Träumen; es waren zuerst verzerrte, frazzenhafte Figuren von Thieren, dann auch von Menschen, besonders Frauenzimmer, die ihm, während er ihre schimpfenden Stimmen vernahm, auch erschienen. In der Nacht waren sie ganz so, wie sie lebten und sonst aussahen. Dann hatte er die Erscheinungen auch, wenn er blos „duselte", also in einem Mittelzustande zwischen Schlaf und Wachen; endlich auch am Tage. Ueber die Erscheinungen am Tage variiren seine Angaben; es läfst sich denken, dafs bei einem ungebildeten Menschen, der sich über seine Wahrnehmungen nie Rechenschaft zu geben gewöhnt war, es sehr schwer hält, zu festen Antworten zu kommen. Wir wollen aber die verschiedenen Angaben mittheilen. Einige Male gab er an, es sei ihm ganz so, wie früher; er könne Alles genau erkennen, natürlich blos die Personen, die ihn schimpften, ein anderes Mal wollte er blos das Gesicht des einen Frauenzimmers erkannt haben, die übrige Gestalt war ihm dunkel, am häufigsten giebt er an nur dunkle Figuren, wie Schatten erkennen zu können. Immer aber, was mir besonders wichtig erscheint, sind die Figuren bewegt, sie verändern ihre Stelle, die Schatten streifen hin und her.

Diese Sinnestäuschungen übten einen sehr deprimirenden Einflufs auf ihn aus. Es wurde ihm mehrere Tage immer Abends eine Dosis von 15—20 Tropfen von Tinct. Cannabis indic. gereicht, doch ganz erfolglos. Das Mittel verursachte Kopfschmerz, ohne den mindesten Einflufs auf Schlaf und auf die Gestaltung seiner Hallucinationen auszuüben. Er versank immer tiefer in eine verzweiflungsvolle Stimmung, die nur zeitweise, wenn die Hallucinationen besonders auf ihn einzudringen schienen, in eine grofse Aufregung umschlug. Dann fing er wol selbst an zu schimpfen, sein Leben zu verwünschen. Er sprach zum Oeftern den Wunsch aus zu sterben und verweigerte im Juli mehrere Wochen lang jede Nahrung, die ihm jedesmal erst nach langem Zureden und einige Male nur mit Gewalt eingebracht werden konnte. Seine Ernährung nahm dadurch natürlich sehr ab und Ende Juli wurden skorbutische Symptome an ihm wahrgenommen. Das Zahnfleisch lockerte sich auf, blutete leicht, die Haut der Unterextremitäten bedeckte sich mit einer Masse von Patechien; die Temperatur der Haut war kühl, die Gefäfsthätigkeit sehr verringert, der Puls klein, langsam und schwach; er klagte über heftige Schmerzen in den Gelenken. Es wurde ihm innerlich Natr. muriat. gegeben und von ʒβ zu ʒj pro die gestiegen, äufserlich spirituöse Waschungen und Mund- und Gurgelwässer. Die Darreichung des Kochsalzes mufste nach einigen Wochen ausgesetzt werden, weil die gröfsern Gaben Erbrechen verursachten; es wurde mit Acid. muriat. vertauscht. Sein geistiger Zustand war bei seinem körperlichen Leiden fast ganz apathisch geworden, doch dauerten die Hallucinationen noch immer fort und jede Erinnerung an sie, jede Frage war noch vermögeen, ihn sehr zu erbittern und zum Schimpfen zu veranlassen. Mitte August zeigten sich bei ihm dysenterische Stuhlgänge, die aber bei der Anwendung eines infus. Ipecac. mit Mucill. wieder wichen. Seitdem hat sich sein Zustand im Allgemeinen gebessert; die Symptome des Skorbuts verlieren sich mehr und mehr, das Zahnfleisch ist fester geworden, die Flecke verblassen. Seine Kräfte nehmen zu und mit der Zunahme seines körperlichen Wohlbefindens nimmt auch seine geistige Apathie ab. Mitte September befand er sich in einem relativ zufriedenen Zustande. Die Hallucinationen dauern noch fort, sind aber in der letzten Zeit viel schwächer geworden; im December ist er als gebessert in's Invalidenhaus zurückversetzt worden.

Der vorliegende Fall verdient um seiner Seltenheit willen bewahrt zu werden; und obwohl er bei dem Mangel einer Sektion noch keinen vollständigen Abschlufs darbietet, so haben wir ihn doch mittheilen zu müssen geglaubt, weil er bei den Irrenverhältnissen in Berlin der spätern Beobachtung ohnehin leicht entzogen werden könnte. Es sind nicht viel Fälle ähnlicher Art beobachtet worden. Esquirol (übersetzt von Dr. Bernhard, Bd. I. S. 116) sagt: „ich behandelte einen alten Kaufmann, der nach einem sehr thätigen Leben im 44sten Jahre vom schwarzen Staar befallen wurde. Einige Jahre nachher verfiel er in Manie; er war sehr bewegt, sprach laut mit Personen, die er zu sehen und zu hören glaubte. Er sah die wunderlichsten Dinge und wurde durch seine Visionen oft sehr entzückt. Im Jahre 1816 war in der Salpetrière eine 38jährige Jüdinn, die von Manie befallen und blind war. Nichts destoweniger sah sie die fremdartigsten Dinge. Sie starb plötzlich; ich fand bei der Sektion die Nervi optici in ihrem ganzen Verlaufe atrophisch." Rudolphi theilt in seiner Physiologie Th. 2. pag. 283 nach Bazko mit, dafs der blinde Flötenspieler Dulon, der schon in den ersten Lebenstagen erblindete, im Traume bisweilen schreckliche und verzerrte Gestalten gesehen habe. „Ein Geisteskranker sah auf der rechten Seite an der Wand seiner Zelle schöne Frauen, denen er bald Beleidigungen, bald Schmeicheleien zurief. Er war blind und bei seinem Tode wurden die Optici atrophisch gefunden.") *Calmeil, art. Hallucination p. 526* im *Dictionnaire de médécine*

2e. édit. vol. XIV.) Das sind aber auch alle derartige Fälle*), die ich bis jetzt in der Literatur habe auffinden können; es sind aber unschätzbare Goldkörner, wie sich Joh. Müller in seinen phantastischen Gesichtserscheinungen über sie ausdrückt. Ueber das Gehör erzählt Esquirol (loc. cit.), er habe in der Salpetrière zwei gänzlich taube Frauen gehabt, deren einziges Delirium darin bestanden, daſs sie Tag und Nacht verschiedene Personen hörten, mit denen sie sich zankten, und daſs sie dadurch oft genug wüthend geworden seien. In der Irrenanstalt in Halle hatten wir einen tauben Arzt, der nach einem Typhus taub geworden war, dem die Freimaurer durch die Wände zusprachen und zischelten, der Schimpfworte hörte, mit dem sich der Geist seines Vaters unterhielt. Die Beobachtungen über Gesichtstäuschungen bei Blinden, die ich angeführt, sind eigentlich zu unvollkommen; sie schildern uns die Form der Täuschungen zu wenig und die Verhältnisse, unter denen sich der Kranke sonst befunden hat, aber da sie von glaubwürdigen Beobachtern gemacht sind, so muſs man sie schon auf Treu und Glauben hinnehmen. —

*) Ein Blinder, der ein ausgezeichneter Flötenspieler und geistig vollkommen ausgebildet ist, erzählte mir ebenfalls, daſs er Träume von Gesichtsobjekten habe, wie dieſs viele Blinde versichern. Er hat sein Sehevermögen durch Ulcerationen der Cornea in Folge von Opthalmia neonatorum eingebüſst und hat also vielleicht blos wenige Tage sehen können. Das während der ersten Jugendzeit noch vorhandene Vermögen Licht und Dunkelheit zu unterscheiden hat sich nach und nach ganz verloren. Seine eigene Schilderung hat mich aber gegen seine Erfahrung miſstrauisch gemacht. Er mengte, obgleich ich ihn durch dazwischen gelegte Fragen nicht störte, in seine Erzählung fortwährend Ausdrücke, die von Erfahrungen der andern Sinne entnommen waren. Es war ihm in seinem Bewuſstsein nicht möglich, eine Gesichtserfahrung rein hinzustellen, es war eine durch Erziehung gewonnene Uebertragung der andern Sinneserfahrungen, die er machen kann, auf Gesichtsobjekte. Ich bezweifle, daſs bei Blindgebornen oder so frühzeitig Erblindeten Gesichtserscheinungen möglich seien; unser Kranker hat zu lange gesehen, als daſs bei ihm eine Täuschung in der Beobachtung in der Weise zu fürchten wäre, daſs er andere Sinneswahrnehmungen auf Gesichtsobjekte übertrüge.

Das Auftreten von Gesichtsbildern, wenn sie auch nur Reproduktionen sind, bei vollkommen erloschenem äufsern Sehvermögen, zeigt, dafs die Gesichtsempfindung auch noch von innern Bedingungen abhängig sei, die bei fehlenden äufsern allein genügen können. Das Centralorgan des Sehens erscheint als das die Entstehung der Bilder Vermittelnde. Diese Fälle zeigen ferner, dafs zur Entstehung von Hallucinationen die Mitwirkung von physikalischen Bedingungen, wie sie sonst zum Zustandekommen einer Sinnesempfindung nothwendig sind, nicht nothwendig sei. Sonst wird der von aufsen her empfangene Eindruck eines Sinnesnerven zum Centralorgan fortgeleitet und in dem Centralorgan des Sinnesnerven selbst oder in einem andern zur Vorstellung fortgebildet; durch diese Fälle ist der unwiderlegliche Beweis geführt, dafs die reine Vorstellung sich unmittelbar im Centralorgane selbst als Sinnesvorstellung reproduciren könne. Dieser Hauptsatz für die Bildung von Hallucinationen im Allgemeinen, ohne den sie gar nicht verständlich wären, findet durch solche Fälle seine erste thatsächliche Begründung. —

Was unsern Fall noch specieller betrifft, so ist durchaus nicht anzunehmen, dafs die Wahrnehmung seiner Sinnestäuschung auf einer Täuschung beruhe. Er ist ganz blind und hat, wenn er die Hallucinationen nicht hat, gar keinen Schimmer. Die Bewegung der Figuren spricht dafür, dafs bei seinen Hallucinationen, vielleicht, dafs in Folge der erhöhten Aufregung ein reichlicherer Blutzuflufs, eine erhöhte Nerventhätigkeit stattfindet, noch eine Art von Gesichtsempfindung da sein mufs. Die Wahrnehmung der Bewegung läfst vermuthen, dafs in seinem Sehfelde eine Unterscheidung zwischen zwei Feldern stattfinde, dafs die zwar dunkeln Figuren auf einem weniger dunkeln Felde erscheinen, oder dafs auf einem dunkeln Felde sich hellere Umrisse abheben. Im Traume, in dem Zustande zwischen Wachen und Schlafen, wo die ausgleichende Thätigkeit der übrigen Sinne aufgehoben ist, kann die phantastische Vorstellung mit gröfserer Klarheit und Lebendigkeit ausgebildet werden, und es ist kein Grund zum Zweifel vorhanden, dafs er, der eine hinlängliche Menge von Gesichtsvorstellungen in seinem Bewufstsein hat, sie sehr lebendig ausbilden kann. Merkwürdig ist, dafs er die Gestalt des Weibes, die er nie gesehen, von der er nur durch seine übrigen Sinne Kenntnifs bekommen, in seinen Hallucinationen als Gesichtsbild sich zusammencombinirt, doch läfst sich nicht entscheiden, wie weit er diefs nicht schon im gesunden Zustande gethan habe. Fragen darüber weist er mit grofser Erbitterung und Heftigkeit zurück. Sie selbst, wie sie wirklich ist, kann er allerdings nicht sehen, sondern er sieht wahrscheinlich ein anderes Weib von seinen früheren Bekannten. Die übrigen Erscheinungen seiner psychischen Krankheit sind so einfach, die Genese ist so offen daliegend, dafs ich mich weiterer Bemerkungen darüber enthalte.

Fall VII. Verwirrtheit in Folge von Insolation. Periodische Alienation und Verwandlung der Persönlichkeit.

Ferdinand G. 43 Jahr alt, Feldmesser, wurde am 31. Juli 1847 in die Irrenabtheilung der Charité aufgenommen.

Von gesunden Eltern abstammend, auch ohne, dafs sonst noch in seiner Familie eine Disposition zu Geisteskrankheiten vorhanden wäre, auch körperlich früher keiner erheblichen Krankheit unterworfen, soll er eine ganz gute geistige Entwickelung gehabt und die zu seinem Fache nöthigen Kenntnisse in ausreichendem Grade erworben haben. Mit einem muntern und lebhaften Sinn begabt, hat er sich bedeutenden Excessen in Baccho et Venere hingegeben. Er ist unverheirathet. Im Anfange dieses Sommers hatte er sich bei seinen amtlichen Beschäftigungen Wochen lang der glühenden Sonnenhitze auf freiem Felde aussetzen müssen und schon Mitte Juni bemerkte seine nächste Umgebung eine auffallende Veränderung seines Benehmens, eine Abnahme seiner geistigen Kraft als Gedächtnifsschwäche, als Mangel an Ueberlegung, er machte seine Vermessungen unordentlich und mufste von der Arbeit endlich ganz ablassen. Ende Juni bewirbt er sich ganz plötzlich um die Hand eines jungen Mädchens und am folgenden Tage (24. Juni) macht er ein Diner mit, bei dem er sehr aufgeregt erscheint. Er trinkt dabei noch viel Wein, ist die darauf folgende Nacht schlaflos und es bricht eine solche Heftigkeit bei ihm aus, dafs ärztliche Hülfe nothwendig wird. Dabei grofse Aufregung des Gefäfssystems. Er wird venäsecirt, mit Blutegeln an den Kopf, kalten Umschlägen und salinischen Abführmitteln behandelt, wodurch er innerhalb einiger Tage wieder ruhiger wurde und sich wieder anfing zu beschäftigen. Doch soll sein Puls immer noch sehr frequent, sein Blick und sein ganzes Aussehn alienirt gewesen sein. Ob und welche Wahnvorstellungen er gehabt habe, ist nicht mitgetheilt. Schon nach 8 Tagen aber ein neues Recidiv, das derselben Behandlung wieder nur auf einige Tage wich und so im Laufe des Juli noch mehrmals heftige Aufregung mit Verwirrtheit und unter den begleitenden Erscheinungen einer Kongestion gegen das Gehirn.

Er ist ein kleiner untersetzter Mann mit breiter Brust und kurzem Halse. Normal geformter Schädel mit etwas stark entwickeltem Vordertheil. Hohe kahle Stirn. Die Augäpfel etwas prominirend, sein Blick stier, die linke Pupille ist etwas weiter als die rechte, doch gut reagirend. Er behauptet, von jeher auf dem linken Auge schlechter gesehen zu haben. Eine ärztliche Angabe darüber ist nicht vorhanden. Die übrigen Organe in Brust und Unterleib sind gesund. Bald bei seinem Eintritt in die Charité fiel eine gewisse Unsicherheit in seinen Bewegungen auf, die sich während seiner Kongestivzustände bis zum wirklichen Tremor steigerte; zuweilen in der Aussprache einzelner Worte eine schwerere Beweglichkeit der Zunge. Sein Gang ist noch fest und sicher, auch kann er sich mit geschlossenen Augen noch gut umwenden.

Bei seiner Aufnahme befand er sich in einem aufgeregten und verwirrten Zustande. Er erzählt, dafs er bis zum achtzehnten Jahre der Vagabond Schulz gewesen sei, dann erst sei er Feldmesser G. geworden, jetzt aber stelle er den Prinzen Waldemar vor. Nach einer kalten Uebergiefsung im warmen Bade wurde er ruhiger; innerlich wurde ihm Magnes. sulph. gegeben. An den beiden folgenden Tagen war er ganz klar, referirte selbst vernünftig über seinen Zustand, erzählte von seinen frühern Verhältnissen, sprach seine Freude darüber aus, dafs er in die Charité gekommen sei, wo er geheilt werde, äufserte aber das erste Mal über sein Vermögen excentrische Vorstellungen; er behauptete sehr reich zu sein, während er sich in der That in sehr schlechten Vermögensumständen befindet; am zweiten Tage hat er das vergessen, behauptete aber, durch die kalten Uebergiefsungen sei er schon völlig geheilt; er müsse deshalb sofort aus der Charité entlassen werden. Ueberdiefs habe er auch grofse Reisen zu machen. Im Uebrigen war er verständig und über die

Verwandlung seiner Person befragt, entschuldigte er sich damit, dafs er kürzlich über die Seelenwanderung gelesen habe. In Zwischenräumen von drei, vier, auch fünf Tagen, unregelmäfsig, stellte sich bei ihm eine heftigere Aufregung ein, die sich durch erhöhte Gefäfsthätigkeit, durch stärkern Tremor, Temperaturerhöhung allgemein und besonders am Kopfe, durch unzusammenhängende Vorstellungen, durch gröfsere Verwirrtheit kund gab und durch die gewöhnlichen Mittel, wie lokale Blutentziehungen, kalte Umschläge, Ableitungen auf den Darmkanal glücklich beseitigt wurde. Jedesmal, wenn eine solche Aufregung eintrat, war er über seine Persönlichkeit ganz irre. Das eine Mal erklärte er, er sei von Stein und stände als Statue hier neben seinem Bette; später setzte er mir das so auseinander, es sei ihm damals vorgekommen, als befände er sich in einem grofsen Garten, wo mehrere Statuen aufgestellt wären; auf einmal habe er nicht gewufst, wo er sich befunden, wo er hingekommen sei; es war ihm, als ob er sich verirrt und dann habe er sich plötzlich als Statue wiedererblickt und das habe ihn sehr gefreut. Wie es aber geschehen, dafs er sich für einen Stein gehalten, darüber konnte er keine Rechenschaft geben. Diesen Gedanken habe ich zweimal bei ihm gefunden; sonst kamen die andern, dafs er bis zum achtzehnten Jahre der Vagabonde Schulz gewesen oder dafs er der Prinz Waldemar sei, mitten unter andern sehr verwirrten Vorstellungen zur Aeufserung. Einmal lachte er über den Gedanken, der Vagabonde Schulz zu sein, erklärte sich aber in einem Athem für den Prinzen. Freie Intervalle, wo er geistig ganz klar wäre, hat er nicht; wenn er auch über Einzelnes richtig urtheilt, so kann man doch versichert sein, dafs eine auf eine falsche Auffassung seiner Umgebung, seiner Verhältnisse, seiner Zukunft bezügliche Aeufserung dazwischen läuft. Jene Alienationen aber seiner Persönlichkeit, die Umwandlung in ein andres Ding kommt nur vor, wenn er sich in der wahrscheinlich durch einen Kongestivzustand des Gehirns bedingten Aufregung befindet.

Ende August hat er einen Anfall von Dysenterie zu überstehen gehabt, der ihn längere Zeit an's Bett fesselte, Mitte September aber wieder glücklich beseitigt ist und im Uebrigen keine wesentliche Veränderung in seinem gesammten körperlichen Befinden hervorgebracht hat. (Kalomel, Blutentziehungen, Ipecac. und dann Colombo mit Tinct. theb.) Geistig schien er in der letzten Zeit etwas weniger verwirrt zu sein.

Am 12. October trat von neuem Fieber, Abgang von Blut im

Stuhlgang etc. ein; bei genauerer Untersuchung zeigte sich auch Pneumonie der rechten Lunge; am 18. October Tod. In seinem psychischen Zustande hatte sich nichts Wesentliches geändert.

Die Sektion ergab nach dem Journal der Charité Verdickung und Trübung der Arachnoidea, Oedem der Pia mater, grofse Weichheit der Hirnsubstanz, viel Serum in den Ventrikeln. — Herz und Herzbeutel normal, rothe Hepatisation des mittleren und untern Lappens der rechten Lunge, an manchen Stellen im Uebergange zur grauen; Katarrh der Bronchialschleimhaut. Leber grofs, Mufskatnufsleber. Milz klein und weich. Nieren normal. Im Dünndarm Katarrh; im Dickdarm dysenterische Geschwüre in verschiedenen Stadien.

Es ist wahrscheinlich, dafs die anhaltende Anstrengung und Arbeit in der Sonnenhitze eine Meningitis bei ihm erzeugt hatte. Die Fortdauer seiner Verwirrtheit und der übrige Komplex der Symptome, die Veränderung der einen Pupille, die Zeichen einer beginnenden Dementia paralytica, wie der Tremor, die sich zuweilen andeutende Schwerbeweglichkeit der Zunge, nach dem Zeugnifs der französischen Irrenärzte (Bayle, Calmeil, Baillarger) ein besonders sicheres Zeichen herannahender Paralyse, zeigten, dafs das Exsudat nicht resorbirt worden ist. Die periodisch eintretende heftigere Aufregung läfst auf eine wiederholte Kongestion und Hyperämie des Gehirns schliefsen. Was mich aber hauptsächlich veranlafste, den Fall mitzutheilen, ist die mit dem Kongestivzustande gleichzeitig auftretende Alienation seiner Persönlichkeit. Die Vorstellungen, der Prinz Waldemar oder ein Vagabond zu sein, könnten nur als der in eine Vorstellung übersetzte Ausdruck seines umherschweifenden Gefühls betrachtet werden, das entsprechend seinen wirren und zerstörten Gedankenkreisen zu keiner Ruhe kommen kann, aber die Angabe seiner Verwandlung in eine Statue scheint auf eine Alineation seines Gemeingefühls, seiner peripherischen Empfindlichkeit bezogen werden zu müssen. In welchem Zusammenhange diefs mit dem Kongestivzustande seines Gehirns stehe, ist freilich räthselhaft.

Aehnliche Beobachtungen, und zwar würden sich diese unserm Fall zunächst anschliefsen, machen wir bei manchen

Menschen bei Fieberdelirien. Die Kranken kommen sich vor, als ob sie nicht in's Bette pafsten, ihr Körper dehnt und weitet sich in's Unendliche. Ich hatte einen Kranken zu behandeln, der, ehe die Pocken bei ihm zum Ausbruch kamen, stark delirirte; es kam ihm vor, als ob er sich in einem unendlich weiten Raume befände, seine Glieder reckten sich wie die eines Riesen und plötzlich schrumpfte der ganze Körper wieder winzig klein, wie in einen Punkt zusammen. Er erzählte, der rasche Wechsel in seiner Empfindung wäre ihm sehr schmerzhaft gewesen. Ein Reconvalescent von einem Fieber glaubte aus zwei Personen zu bestehen, von denen die eine im Bette liege, während die andere umhergehe. (*Leuret fragm. psychol. p. 95.*) Bei Kranken mit positiver Lähmung einer Körperhälfte wird zuweilen der Wahn beobachtet, es liege eine andere Person oder gar eine Leiche neben ihnen im Bette. (Bouillaud, s. bei Griesinger S. 66.) An diese Alienationen der peripherischen Empfindlichkeit schliefsen sich die hypochondrischen an, die sich von dem Gefühl der Veränderung einzelner Körpertheile (Beine von Glas) zu dem Gefühl der Umgestaltung des ganzen Menschen erheben. (Der Wahn von Butter oder ein Gerstenkorn zu sein oder ein Thier wie die Lykanthropen, cf. Calmeil *de la folie, 1845, tom. I. p. 276, 310, 416.*) Als die höchste Entwicklung dieser Zustände erscheinen die Verrückten, welche von sich in der dritten Person sprechen. Hierher gehört z. B. der oft aus Leuret citirte Fall von der Kranken von Pariset's Abtheilung, die anstatt ich immer sagte die Person von mir etc. Doch bildet sich diese höchste Entfremdung auch auf einem rein psychischen Wege und kann dann erst rückwärts nach Veräufserung der geistigen Persönlichkeit eine Umwandlung der sensibeln Empfindung zu Wege bringen. — Ich habe in Halle zwei Fälle beobachtet, die sich passend hier anschliefsen. Eine Frau von einigen dreifsig Jahren, die fünf oder sechs Kinder geboren hatte, schon mehrmals und das eine Mal nach dem Wochenbette geisteskrank, sehr sensibel und reizbar, gerieth in Folge eines Wortwechsels mit einer Nachbarin so aufser sich, dafs sie ein Rasirmesser ergriff und sich in den Hals schnitt. Die Wunde ging blos durch die Muskeln, der Kehlkopf wurde nicht erreicht. Einige Tage nachher in die Irrenanstalt gebracht, in einem Zustande der äufsersten Erschöpfung, aber mit sehr heftigen Delirien, zeigt sie eigentlich nicht die Erscheinungen der reinen Tobsucht, sondern eher einer akuten Meningitis; sehr frequenter Puls, heifse Haut, und ganz unzusammenhängende Delirien. Nach ungefähr drei Wochen Reconvalescenz unter gleichzeitiger reichlicher Abscefsbildung und Zellgewebsvereiterung an den Händen und den Vorderarmen. Als sie wieder etwas zu sich kam, war ihr Arm fort, dann ihr Hals, der sie wegen der langsam heilenden Wunde sehr beschäftigte, dann ihr Kopf. Sie wufste gar nicht, wo das hingekommen. Beim Verbinden klagte sie über Schmerz, wie sie überhaupt an keiner Stelle des Körpers eine gestörte oder verminderte Empfindlichkeit hatte, aber der Arm, der auf dem Bette lag, gehörte nicht zu ihr; sie war unglücklich, dafs sie ihren Arm nicht hatte. Aehnlich ging es mit dem Kopfe; das wechselte. Mit der zunehmenden Kräftigung bekam sie allmählich das Bewufstsein ihrer Glieder wieder, aber einzeln, so dafs sie selbst zwar schon darüber lachte, den Arm nicht als den ihrigen anerkennen zu wollen, um ihren noch fehlenden Hals aber allen Ernstes noch besorgt war. —

Der zweite Fall betrifft eine Puella publica, die mehrmals geboren und sich durch ihre fortgesetzten Ausschweifungen gänzlich zerrüttet hatte. Sie kam schon mit Dementia paralytica in die Anstalt. Sie lag mehrere Monate langsam sterbend mit einem ungeheuren Decubitus. Schon mehrere Monate vorher, ehe sie noch zum Liegen kam, hatte sie bei Nennung ihres Namens versichert, die Person existirte gar nicht, die so hiefse, die wäre schon lange todt. So verödet und ausgestorben war ihr Bewufstsein. Als sie mit dem brandigen Decubitus, der stark jauchte und täglich mehrere Verbände nothwendig machte, festlag, war ihr wahrscheinlich der Schmutz und die Nässe (sie liefs natürlich auch ihre Exkremente immer unter sich) sehr unangenehm und sie raffte die letzte Kraft ihres vertrockneten Gehirns zusammen, um wiederholt auf das abscheuliche Schwein zu schimpfen, welches im Bett läge, was man aber wegnehmen und todtmachen müsse, worunter sie füglich nichts Anderes gemeint haben kann, als sich selbst.

Fall VIII. Gehörshallucinationen. Stimme einer Somnambule. Selbstmordversuch. Freie Reflexion des Kranken über seinen Zustand.

Carl N. N. 50 Jahr alt, den gelehrten Ständen angehörig und früher in einer ausgebreiteten amtlichen Wirksamkeit, wurde am 4. Juni 1847 wegen zwei Wunden am Halse, welche die Haut und die Muskeln durchschnitten, aber weder Gefäfse noch Larynx verletzt hatten, obgleich die linke ziemlich tief ging, und mehrerer Einschnitte am linken Arme, die er sich mit einem Rasirmesser selbst beigebracht, in die äufsere Abtheilung der Charité aufgenommen, und da sich hier Symptome von Geistesstörung an ihm zeigten, in die Irrenabtheilung verlegt.

So weit sich ermitteln liefs, ist in seiner Familie kein anderer Fall von Wahnsinn vorgekommen. In seiner Jugend gesund, mit kräftiger geistiger Entwicklung, ohne früher besondere tief eingreifende Krankheiten zu überstehen, nur in seinen dreifsiger Jahren hat er einige Male an Hämorrhoidalbeschwerden gelitten, — hat er eine Reihe von Jahren seinem Amte vorgestanden. Seine Familienverhältnisse waren indefs nicht glücklich; nach dem Tode seiner Frau hatte er zum zweiten Male geheirathet; gegenseitige Untreue lockerte und löste allmählich das eheliche Verhältnifs ganz auf; er ist seit 12 Jahren von seiner Frau geschieden, lebt aber seit einigen Jahren wieder mit ihr zusammen, um, wie er sagt, seinen Kindern die Mutter zu erhalten, aber in blos äufserlichen Beziehungen, nicht als Mann und Frau. Nach der Scheidung überliefs er sich jedoch einer sehr unregelmäfsigen und dissoluten Lebensweise, durch die er seinen kräftigen Körper sehr herunterbrachte. Er hatte sich mehrmals syphilitische Ansteckungen zugezogen und im Januar v. J. wurde er durch sekundäre und tertiäre Symptome gezwungen, sich einer ernsthaften Kur in der äufsern Abtheilung der Charité zu unterwerfen, wo er an Knochenauftreibungen und einer Ozaena syphilitica bis zum Mai behandelt wurde. Er hatte damals heftige Knochenschmerzen, besonders im Kopfe, aus der Nase gingen zu wiederholten Malen Knochensplitter ab, einmal wurde ein gröfseres nekrotisches Knochenstück entfernt, er hatte ein Geschwür am Gaumen. Das Journal aus jener Zeit giebt an, dafs er schon mehrere antisyphilitische Kuren durchgemacht habe; als er in die Charité kam, litt er auch noch an Ptyalismus. Er wurde mit Kali hydrojod. glücklich behandelt. Aus der Charité ging er nach Aachen, um seine Gesundheit völlig wieder herzustellen, verweilte dort den ganzen Winter und kehrte vollkommen genesen in seine Heimath zurück. Hier aber hatten sich seine Verhältnisse sehr ungünstig gestaltet. Eine von einem sogenannten guten Freunde der vorgesetzten Behörde mitgetheilte Schilderung seiner Lebensweise und wahrscheinlich auch wirkliche Nachlässigkeiten in seiner Dienstführung waren die Veranlassung, dafs er von seinem Amte suspendirt wurde. Er eilt nach Berlin, um hier seine Sache zu führen, lebt hier ziemlich einsam, kümmerlich mehrere Monate, den quälenden Gedanken einer zerrütteten und durch eigene Schuld zerrütteten Vergangenheit und einer trostlosen Zukunft haltlos hingegeben. Seine Geisteskrankheit begann einige Monate vor seiner Aufnahme in die Charité; er kann selbst den Zeitpunkt ihrer Entstehung nicht genau fixiren; er giebt blos an, dafs er die ganze Zeit über sehr traurig, qualvoll verlebt habe. Er fängt an Stimmen zu hören, im Anfange zwei, drei, auch vier, zu unbestimmten Zeiten bald deutlich, bald undeutlich; er erschrickt darüber, weifs nicht, was das bedeuten soll, die Stimmen kommen immer öfter, werden deutlicher; er unterscheidet männliche und weibliche, ihm ganz fremd und unbekannt. Bei der öfteren Wiederkehr wird es hauptsächlich eine Stimme, ein weiches und mildes Organ, in der er die Stimme eines jungen Mädchens aus seiner Heimath zu erkennen glaubt. Diese Stimme erzählt ihm Scenen aus seinem vergangenen Leben, ruft ihm seine Vergehungen, die er zu vergessen sich abmüht, immer wieder in's Gedächtnifs zurück; sie liest die Gedanken, die in seinem Bewufstsein aufsteigen, schon während ihres Entstehens ab, oft noch eher, als sie ihm selbst zum Bewufstsein gekommen sind. Die Stimme hat das Bestreben, Gegensätze zusammen zu stellen; sie flüstert ihm heilige und grofsartige Gedanken zu und in demselben Augenblicke spricht sie die gröfsten Obscönitäten und gemeine Schimpfworte aus, und Alles sind doch blos seine eigenen Gedanken, die sie abliest und selbst hervorruft. Vor langen Jahren hat er das Buch von Kluge über animalischen Magnetismus gelesen. Das fällt ihm jetzt ein, als er sich nach einer Erklärung der räthselhaften Vorgänge in seinem eigenen Innern umsieht; nun ist ihm klar, was die Stimme zu bedeuten hat; es ist eine Somnambule, die in magnetischen Rapport mit ihm gesetzt ist und dadurch aus der weiten Entfernung her das Vermögen besitzt, seine Gedanken abzulesen. Die Stimme gefällt sich oft darin, Schimpfworte und Lästerungen gegen hochstehende und königliche Personen in ihm hervorzurufen, während er eine große Verehrung für das königliche Haus hegt. Diese krankhaften Zufälle zerrütten ihn innerlich immer tiefer; er hat keinen Schlaf mehr, es wird ihm sehr schwer, äußerlich noch einige Haltung zu bewahren. Nach einigen, wie es scheint gänzlich mißglückten Versuchen, sich wieder eine Zukunft zu verschaffen, oder wenigstens eine Pension zu erhalten, giebt er auch diese Hoffnung auf. Es wird ihm von der Stimme mitgetheilt, daß er sich diese Aussicht verscherzt habe, weil er sich durch eine in einem schriftlichen Aufsatze enthaltene Majestätsbeleidigung verdächtig gemacht, wofür er außerdem auch noch Strafe zu befürchten habe. So wird ihm auch ein Strafurtheil eröffnet, nach dem ihm die rechte Hand abgehauen werden soll; der König soll das Urtheil selbst abgefaßt haben, aber der damals hier anwesende Kaiser von Rußland, sein Hauptfeind, habe vermöge seines nahen Verwandtschaftsverhältnisses verlangt, daß er nach dem Abschlagen der rechten Hand erst noch 14 Stunden auf Kohlen geröstet werde. Zuletzt sei indeß doch noch Gnade eingetreten und er sollte blos nach Spandau eskortirt werden und erwartete ängstlich in jedem Augenblick die Abholung. An dem ganzen Unglück ist natürlich die Somnambule schuld; sie steht mit dem Könige im innigsten Verkehr und theilt ihm die Gedanken, die sie ihm unausgesprochen von seinen Lippen entreißt, sogleich mit, und das hat den König in so hohem Grade gegen ihn erbittert. Ehe er nach Spandau komme, wolle ihn der König in Potsdam noch einmal sprechen. Zuerst hatte er blos gehört, aber dann wurden auch vor seinen Augen ganze Scenen aufgeführt; er sah wollüstige Bilder, Scenen aus seiner Jugend heitern und traurigen Inhalts, die so an seinem Auge vorüberzogen, wie die Stimme es ihm vorerzählte, dann wurden es schreckliche Bilder, er sieht, wie ihm die Hand abgehauen, wie er auf Kohlen geröstet, wie er hingerichtet wird. Seine Angst wird immer unerträglicher, er macht den Versuch des Selbstmordes, um der Verfolgung und der Qual ein Ende zu machen. In der Charité dauern die Hallucinationen und mit ihnen seine Angst und Verzweiflung fort; die Stimme der Somnambule hört Tag und Nacht nicht auf, ihm vorzuerzählen, er hört richterliche Versammlungen, denen auch der König beiwohnt, bald über, bald unter sich; in's Freie hinaussehend erblickt er diese Versammlung im Garten und hört, dafs sie ihn zum Termin auffordern. Am Hinausgehn gehindert, ruft er zum Fenster gewendet laut hinaus: Majestät wolle mein Ausbleiben entschuldigen, denn ich werde zurückgehalten. Er spricht stundenlang mit den versammelten Richtern, vertheidigt sich, klagt die Somnambule an. Er will gehört haben, dafs sein Sohn angekommen sei und statt seiner hingerichtet werden solle, was seine Angst noch erhöht. So wirren unzählige Vorstellungen bunt durch einander und die ihn umgebenden Gegenstände werden in seinen Wahnsinn hineingezogen. Allmählich haben die Hallucinationen und seine Angst abgenommen, seine Wunde am Halse und die an dem Arm sind geheilt, obwohl es bei ihm während seiner grofsen Aufregung sehr schwer hielt, sie durch einen geeigneten Verband zusammen zu halten. Jetzt (Anfang September) ist sein Zustand folgender:

Er ist ein Mann mittlerer Gröfse, etwas gebeugter Haltung; die Haut bleich, kühl und schlaff, ganz ohne Turgescenz. Der Schädel grofs, gerade, ohne Hervorragungen, der Hinterkopf stark entwickelt. Das Gesicht bleich, faltig und hängend. Am rechten Oberarm, einige Zoll vom Schultergelenk entfernt, eine ungefähr haselnufsgrofse Knochenauftreibung. Die Untersuchung der Brust hat mir keine Veränderung der Lungen oder des Herzens ergeben. Auch in dem Unterleibe läfst sich keine Auftreibung durchfühlen. Die Uvula ist zusammengezogen und verschrumpft, am Gaumen eine Narbe, in der linken Nase ein Defekt an der Muschel. Seine Verdauung ist gut, nur im Anfang mufste sein träger Stuhlgang durch Rheum, Kali tartaricum etc. befördert werden. Sehr guter Appetit. Allgemeines grofses Schwächegefühl. Er referirt ganz klar und zusammenhängend über seine Krankheit. Er ist fest davon überzeugt, dafs es wirklich einen animalischen Rapport gäbe, der die gegenseitige Mittheilung der Gedanken möglich mache. Indefs hat er sich doch drei Möglichkeiten zurecht gelegt: Entweder sind die Stimmen, die er hier in der Charité so deutlich gehört, aufsen erzeugt worden; dann müfsten sie durch akustische Vorrichtungen in die Charité geleitet worden sein; oder sie waren in der Charité selbst entstanden, es sind vielleicht andere Kranke gewesen, die sich ein Vergnügen daraus gemacht, ein Gaukelspiel mit ihm zu treiben, dann mufsten sie erst nach aufsen zurückgeworfen und durch die akustischen Apparate ihm wieder zugeleitet sein; oder es hat eben ein magnetischer Rapport stattgefunden, der durch seine geistige Verknüpfung die sinnlichen Apparate entbehrlich machte. Dafs es nur seine eigenen Gedanken gewesen seien, davon kann er sich durchaus nicht überzeugen; die Hallucinationen sind jetzt noch zum Theil da, aber viel schwächer und mehr in die Ferne gerückt; namentlich erscheinen ihm keine Bilder mehr. Der Beweis für die Wirklichkeit der Erscheinungen liegt ihm in ihrer Lebendigkeit; er hätte Gedanken aus sich entwickeln hören, von denen er früher keine Ahnung gehabt, die Gesichtserscheinungen hätten eine so dramatische Wahrheit gehabt, wie er sie selbst niemals mit seiner kühnsten Phantasie hätte erreichen können; er habe ferner zu oft den gröfsten Widerwillen und die gröfste Angst empfunden, wieder Obscönitäten auszusprechen und die Somnambule habe sie doch erst auf seine Lippen gelegt und dann davon losgerissen; auch jetzt treibe zuweilen die Furcht, dafs solche Gedanken noch kommen könnten, gerade solche Gedanken hervor. — Er verlangt mit Ungestüm seine Entlassung. Die Beweise für seine Heilung führt er in der Weise, dafs er das Schwächerwerden der Hallucinationen für das Zeichen ihres baldigen gänzlichen Aufhörens nimmt, weil die Verfolgungen gegen ihn doch ihr Ziel erreicht und ihn so lange im Irrenhause gefesselt hätten, und die Bemerkung, man könne nicht sicher sein, dafs die Hallucinationen mit der frühern Stärke wieder erwachen und ihn zu irgend einer neuen gewaltthätigen Handlung veranlassen könnten, weist er damit zurück, dafs er behauptet, es sei ihm jetzt Alles sehr gleichgültig geworden; er betrachte die Zufälle, wenn sie jetzt noch auf ihn einstürmten, ganz objektiv, weil er zur Ueberzeugung gelangt sei, dafs ihnen ein Zweck zu Grunde liege; früher, als ihm diese Ueberzeugung gemangelt, habe sein Gemüth durch die wunderbaren Erscheinungen hin und hergezerrt und zerrüttet werden müssen. Er straft aber selbst in jedem Augenblick die Versicherung seiner Gleichgültigkeit wieder Lügen. Voll ungestümen Verlangens nach Freiheit bebt er vor dem ungewissen Schicksale, was ihn draufsen erwartet, zurück, klagt sich selbst der Vernichtung seines Lebensglückes an; in einem Augenblicke voll Vertrauen gegen seine Aerzte, ist er geneigt, sie in dem andern mit Anklagen zu überhäufen, dafs man es in der Charité blos darauf angelegt, seinen ohnehin schwachen Körper noch mehr zu zerrütten. Eine geringfügige Veranlassung kann also eine neue Gewaltthat hervorrufen.

Das also ist einer von den Fällen, wo die Syphilis Geisteskrankheit erzeugt hat, ist wahrscheinlich für viele Aerzte die erste Ueberlegung, die sich ihnen bei Verfolgung des Krankheitsverlaufes aufdrängt. Weil ich das fühle, will ich damit anfangen. Es dürften sich vielleicht auch Aerzte finden, die auf Grund der Anamnese noch eine antisyphilitische Kur bei unserm Kranken einleiteten. Die Reflexion dabei dürfte vielleicht folgende sein: der Kranke hat ein Jahr vor dem Ausbruche seiner Geistesstörungen an syphilitischen Kopfschmerzen gelitten, er hat Ozaena gehabt, es sind Knochenstücke aus der Nase entfernt worden, es ist eine Narbe am Gaumen, ein Defekt in der Nase, er hat Exostosen gehabt, von denen sogar jetzt noch eine am Oberarm übrig geblieben ist. Es ist deshalb anzunehmen, dafs sich an der innern Schädelfläche oder an der Basis neue Knochenablagerungen gebildet haben, welche die gestörte Hirnfunktion, nämlich den Wahnsinn, hervorbringen mufsten. — Es ist möglich, dafs der Kranke Exostosen im Schädel hat, aber ich gestehe, dafs ich es nicht weifs; der Kranke hat aufser dem Wahnsinn kein einziges Symptom, welches eine gestörte Thätigkeit des Gehirns andeutet; es ist möglich, dafs gerade auf den Acusticus in der Nähe seines Ursprungs im vierten Ventrikel oder am Felsenbein ein Druck ausgeübt wird, dafs er sonst in irgend einer Weise verändert sei. Die Krankheit hat mit Gehörshallucinationen begonnen und aus ihnen hat sich der Wahnsinn weiter entwickelt. Ob die Sektion einmal darüber Auskunft geben wird, ob die Veränderung der Hörorgane eine pathologisch anatomisch nachweisbare sein wird, ist eine Vermuthung, gegen die sich gar nichts einwenden läfst, so lange sie nicht mehr sein will als eine Vermuthung.

Es schiebt sich eine andere Frage dazwischen. Würde der Kranke bei seiner Rückkehr aus Aachen auch geisteskrank geworden sein, wenn er wieder in sein Amt eingetreten wäre, alle Verhältnisse günstig gefunden, wenn in Berlin seine Bemühungen einen glücklichen Erfolg gehabt hätten? Die verneinende Beantwortung der so gestellten Frage wäre auch nur eine Vermuthung; man müfste auf sie antworten; es ist schade, dafs wir das Experiment nicht auf diese doppelte Weise machen können; könnten wir das, so würden wir allerdings ein reines Resultat erhalten.

Wir wollen aber bei diesen Muthmafsungen nicht länger weilen, wir wollen lieber auseinanderzusetzen versuchen, was sich wirklich über den Ursprung der Geistesstörung mit Bestimmtheit sagen läfst. Der Kranke hat früher Syphilis gehabt, ist durch die mannigfachen Kuren allgemein sehr geschwächt worden; es ist möglich, dafs ein syphilitisches Produkt noch im Gehirn existire und auf dasselbe einwirke; wir vermuthen, dafs es auf den Acusticus besonders einwirken könne; wir wissen, dafs die Geistesstörung mit Gehörshallucinationen angefangen hat; wir wissen ferner, dafs der Kranke ein Jahr lang gesund war, dafs er geisteskrank wurde, als seine Hoffnungen scheiterten, als er eine unglückliche Zukunft vor sich sah, als die Reue über sein verscherztes Lebensglück an ihm nagte; wir wissen, dafs die Gehörshallucinationen nicht in einem dumpfen Brausen bestanden (es war auch keine Verringerung in der Schärfe des Gehörs, wie wir sie sonst wol in Folge eines Drucks hätten erwarten können), sondern dafs ihm eine Stimme Gedanken vorerzählte; wie übrigens die hypothetische Veränderung des Acusticus beschaffen sei, wie sie Hallucinationen erzeugen könne, ist uns gänzlich unbekannt. Wir finden ferner, dafs die Gedanken, die dem Kranken von seinen Hallucinationen vorerzählt werden, in genauem Zusammenhange mit seinem frühern Leben stehen, dafs sie mit den Gefühlen und Vorstellungen, die den Kranken bedrängen, werden, sich verändern und vergehen. So weit über den Ursprung; der Nachweis einer bestimmten materiellen Veränderung der Hörnerven ist in seinem Wesen und in seiner Erscheinung unsicher und wird hypothetisch; die psychischen Symptome sind in ihrem Zusammenhange wenigstens ihrer Erscheinung nach sicher; halten wir uns also an die sichere Erscheinung. Die Hallucinationen haben eine seiner Gemüthslage entsprechende Form und entsprechenden Inhalt; er glaubt die Gedanken schon eher von aufsen zu hören, ehe sie ihm selbst noch zum Bewufstsein gekommen sind; das ist ein Zeichen, dafs er in solchen Augenblicken sein Bewufstsein veräufsert hat, weil er sich der fremden unheimlichen Gewalt rückhaltlos hingegeben glaubt, dafs er sich nicht mehr für den Eigenthümer seiner Gedanken halten kann. Wir hatten schon Gelegenheit, die Entstehung der Hallucinationen in dieser Weise anzudeuten. Die Hallucinationen bewegen sich in Gegensätzen und Kontrasten; dieser schreiende Kontrast der Gefühle und Vorstellungen ist eine alltägliche Erfahrung; wir machen auch in unserem Leben die Beobachtung, dafs, sobald wir uns diesen Kontrast, das Hin- und Herschwanken in Extremen erst recht zum Bewufstsein bringen, es immer schwerer wird, uns davon loszureifsen und so ist auch bei unserm Kranken gerade die Furcht, dafs Etwas der Art kommen könne, die Veranlassung ihm neben dem Erhabenen das Gemeine hinzustellen. Ideler hat die Thatsache dieses Kontrastes unserer Gefühle sehr schön zur Erklärung der instinktiven Monomanieen, die sich in seltsamer Verwirrung mit ihren Gewaltthaten oft gegen die geliebtesten Personen richten, benutzt und so für manche dieser dunkeln Formen einen festen Anhaltspunkt gewonnen. Die Hinzuziehung des Somnambulismus ist ein Erklärungsversuch der Hallucinationen, wie wir ihn auch schon kennen gelernt haben. Der Kranke hat offenbar neben diesem Erklärungsversuche sich noch andere zurecht geschnitten, die er aber noch nicht herausgeben will; erstens mufs er sich irgend Jemand denken, der ihn und die Somnambule in Rapport versetzt hat; er hat jetzt gelegentlich bei seinen Beweisen seiner Genesung angeführt, dafs er vollkommen gleichgültig geworden sei, weil er einen Zweck dahinter vermuthe; auch hat er sich schon zu Klagen fortreifsen lassen, dafs ihn die Aerzte nur methodisch schwächen wollten. Genauer darauf eingehende Fragen vermeidet er mit grofser Gewandtheit zu beantworten. Dafs es gerade eine weibliche Stimme ist, die sich hauptsächlich mit ihm unterhält, dürfte in seiner stark entwickelten Neigung zum weiblichen Geschlecht seine Erklärung finden.

Die Gesichtstäuschungen treten später auf, als die Gehörstäuschungen. Ich habe diese Beobachtung zu wiederholten Malen gemacht; die Gesichtstäuschungen treten in manchen Fällen, bei denen im Anfange Gehörstäuschungen vorhanden waren, erst auf der Höhe der Krankheit ein; es scheint eine gröfsere Aufregung dazu nothwendig zu sein. In einem Falle habe ich beobachtet, dafs die Gehörstäuschung die Gesichtstäuschung erst ankündigt. Es war in der Charité eine Frau, die von ihrem Manne sehr mifshandelt worden war; sie war schon verwirrt, als sie zur Behandlung kam. Sie erzählte, dafs sie einmal sehr traurig in den Garten gegangen sei und gebetet habe; sie habe Gott um ein Zeichen angefleht, ob er sich denn endlich ihrer grofsen Noth erbarmen wollte. Und eine Stimme sprach zu ihr: da werde ich dir wol erscheinen müssen. Als sie darauf in die Stube trat, kam auch der liebe Gott herein in der Gestalt eines alten Mannes mit einem runden und hellen Gesichte, stellte sich ihr gegenüber an den Ofen und sah sie freundlich an, worüber sie sich sehr getröstet fühlte.

Fall. IX. Dämonomanie bei einem Onanisten. Oeftere Rückfälle. Willenlosigkeit.

Theodor S. der Sohn eines königlichen Kammerlakai's, 20 Jahr alt, wurde im Juli 1843 zum ersten Mal in die Irrenabtheilung der Charité aufgenommen.

In seiner Kindheit stets gesund, von zwar schwächlichem Körperbau, aber ohne besondere Krankheitsanlagen. Fälle von Wahnsinn waren in seiner Familie nie vorgekommen. Er genofs eine sehr sorgsame Erziehung und machte auf der Schule gute Fortschritte, doch scheinen seine Eltern, die nach mancherlei Mittheilungen viele Eigenthümlichkeiten und seltsame Lebensansichten haben, ihn von der Gesellschaft anderer Kinder sehr abgeschlossen gehalten und so seinen angebornen Hang zur Einsamkeit unnatürlich befördert zu haben. Am liebsten safs er allein in seiner Stube und träumte. Das einsame Leben verschüchterte ihn natürlich noch mehr, so dafs er, wenn er in andere Gesellschaft kam, wenig Theil nahm. In seinem siebzehnten Jahre fing er an zu onaniren und setzte diefs Laster beinahe zwei Jahre ununterbrochen hintereinander fort. Er war auf dem

Gymnasium bis Prima gekommen, aber er hatte, unbemerkt und unbeargwöhnt von den Seinigen, diefs Laster noch nicht lange getrieben, als sich schon die gewöhnlichen verderblichen Wirkungen einstellten, körperlich und geistig; er hatte das Gefühl von Müdigkeit, Abgeschlagenheit, unregelmäfsige Verdauung, es überflog ihn oft eine glühende Hitze, seine Sprache war unsicher, weil ihm eine plötzliche Beklemmung den Athem nahm, seine Gedanken wurden ihm zuweilen wirr, sein Auffassungsvermögen war geschwächt. Trotzdem er sich vielfach bemüht haben will, den verderblichen Hang zu unterdrücken, war der geschlechtliche Reiz doch zu stark und er fuhr fort, sich ihm rückhaltlos hinzugeben. Eine grofse Schwäche seiner Augen, an der er indefs schon als Kind gelitten hatte, obwohl sie durch die Onanie gewifs noch vergröfsert worden, machte damals ärztlichen Rath nothwendig, zumal die Wahl eines neuen Lebensberufs zur Entscheidung vorlag. Obgleich der konsultirte Arzt wegen dieser Augenschwäche eine gröfsere Beschäftigung im Freien anrieth, so bestimmten ihn seine Eltern doch als Supernumerar in ein Bureau einzutreten. In der ersten Zeit fühlte er sich bei dieser neuen Thätigkeit ganz behaglich; Onanie scheint er aber fortgetrieben zu haben und so wurde seine Scheu vor Menschen noch gröfser. Er grübelte viel zu Hause, bemühte sich auch, wie er sagt, seine in der Schule lückenhaft gebliebenen Kenntnisse noch möglichst zu vervollkommnen oder benutzte diefs vielleicht blos als Vorwand, um zu Hause sitzen zu bleiben. Gewissensbisse, die aus dem vergeblichen Ankämpfen gegen den Trieb zur Onanie und durch mannigfache Beschwerden, durch ein grofses Gefühl von Schwäche, durch plötzlich ausbrechende Angst und Beklemmung, durch Unterleibsbeschwerden u. s. w. immer von Neuem genährt wurden, führten ihn darauf, in religiösen Beschäftigungen Trost und Beruhigung zu finden, aber umsonst, das Uebel stieg; kalte Bäder gewährten blos momentane Erleichterung. Seine Amtsführung wird unregelmäfsig; er mufs endlich ganz aufhören, in seinem Bureau zu arbeiten. Er wehrt sich gegen die in ihm aufsteigenden obscönen Gedanken und je mehr er sich wehrt, desto stärker dringen sie auf ihn ein. Er bildet sich ein, etwas Seltsames in seiner äufsern Erscheinung zu haben und deshalb von den Andern beobachtet zu werden, er glaubt Feinde zu haben, die auf seine Vernichtung ausgingen. Auf einem Spaziergange in die Hasenhaide sieht er bei einbrechender Dunkelheit in der Ferne zwei Reiter, die sich ihm sogleich zu zwei Teufeln umformen. In der darauf folgenden

Nacht braust die wildeste Ideenjagd durch seinen Kopf und in angstvollen Gebeten ringend verbringt er die Nacht bis zum ersten Hahnenschrei", wo die Macht des Bösen zerstiebt. Noch versuchte er „über seine albernen Hirngespinnste zu spotten und sich einen falschen Glauben aufzuzwingen oder vielmehr, dem Satan recht zu geben und seine Quälereien gleichgültig hinzunehmen." Doch war diefs blos eine vorübergehende, ohne weitern Erfolg bleibende Bemühung. Sein Angstgefühl steigerte sich wieder so sehr, dafs er an einem Schlagflufs zu sterben meinte, Hundegebell klang ihm wie Triumphgeschrei der Hölle, seine eigenen Augen schienen einen leuchtenden Schein von sich zu geben und das Gesicht seines Vaters, der ängstlich an seinem Bette wachte, wurde zusehends finsterer und dunkler. Er wurde antiphlogistisch behandelt, was ihn sehr schwächte. Am Tage war er ruhiger, gegen Abend brach die alte Unruhe wieder hervor. Er wurde kalt gebadet und mit kühlenden Abführmitteln (Cremor tart. Mittelsalze etc.) behandelt. Jede gewöhnliche Erscheinung aber gab zu einer Reihe von phantastischen Vorstellungen Veranlassung, die häufig zu Illusionen und wie es scheint, auch zu Hallucinationen sich weiter bildeten. „Immer war meine Phantasie wieder geschäftig und einzelne Erscheinungen, die mir in den Weg traten, z. B. ein Sturm und dann wieder eine Taube, die von rechts her fliehend auf ein Fenster an der Hausecke fuhr, um dort Schutz zu suchen, thaten das Ihrige. Im Sturm sprach der Krieg zu mir und ich schwur ihm, als sein Sohn Achill, wenn es auch kein Schwur beim Styx war, Treue, Ausdauer und Standhaftigkeit in meiner Anfechtung. Die geängstigte Taube gofs ihren frommen Geist über mich aus und mein Charakter näherte sich dem des Helden, ein Fortschritt in der Krankheit, dem ich viel zu verdanken habe, denn er verlieh mir die nöthige Kraft, um der Riesin die Spitze zu bieten. Da safs ich auf einer Erderhöhung, den Kopf in die Hand gestützt, und hatte das Auge sinnend auf eine alte Holzthür gerichtet, die der Windzug auf und zuschlug, liefs den Wind mit meinen flatternden Haaren spielen, horchte ruhig auf die neckenden Dämonen, immer noch kalt und vernünftig genug und schwankte bisweilen zwischen Ja und Nein, willst du es sein oder läfst du den wilden Mars und wohnst mit stiller Ergebung beim Frieden, der vielleicht schönere Hoffnungen verwirklicht. — Die Nacht darauf war ich wieder unruhig, ich lag mit mir in einem schweren Kampfe, that ein Gelübde der Reinheit und nahm mir in der Fieberhitze fast krampfhaft gespannt und mit Gewalt vor, ein neuer Mensch zu werden und mich wieder für den Himmel zu erziehen. Eine Schlachtmusik erschallt etwas dumpf aus der Ferne, Himmel und Hölle schienen um meinen Besitz zu kämpfen; es ergriff mich eine grofse Furcht; gegen zwölf Uhr, so war mir, rollte ein schwerer Wagen ungefähr wie ein Leichenfahrer, nur schneller und hohler, immer näher und näher aus unterirdischen Tiefen herauf und hielt endlich vor unserm Fenster still. Dann kamen Geigen und Klarinetten und wollten mich in ihre Mitte bringen; ich sah eine Wirthsstube, wie eine alte, räucherige Matrosenkneipe am Strande. Hier sollte ich in einen liederlichen Bund aufgenommen werden. Meine Augen hafteten wie festgewurzelt an der Thür, die immer aufgehen mufste. Unstät flackerte die Oellampe auf dem Waschtische, wollte aufflammen und verlöschen. Dann kamen Furien mit fliegenden Haaren und Ruthen, das bebende Opfer in Empfang zu nehmen. Ich war ermattet einen Augenblick eingeschlafen; beim Aufwachen fallen meine Augen zufällig auf ein rothes Brandmal am rechten Unterarme, ganz deutlich, ganz deutlich, so sehr ich mir auch Mühe gab, den verhafsten Strich wegzuphilosophiren. Nun hatte ich die traurige Gewifsheit, du hast den Fluch, die Hölle hat dich gezeichnet." etc. Als man ihn am darauf folgenden Sonntage in die Kirche führte, konnte er kaum der Versuchung widerstehen, an die Stelle des Predigers zu treten und für ihn zu sprechen. Dann kam es ihm in einer Nacht vor, als wolle man ihn über einem Kohlenfeuer rösten, er hörte, wie man an einem Kreuze hämmerte. An dem Kreuze sollte er in ewiger Liebe verbluten und eine Blutschuld der Hölle tilgen, die gegen den Geist gefrevelt hatte. So kam er nach und nach zu dem Gedanken, dafs er Christus sei, und enthielt sich möglichst aller Nahrungsmittel, um sich für seinen himmlischen Beruf würdig vorzubereiten. Trotzdem hatte er grofse Angst vor dieser fremden, ihm aufgedrungenen Persönlichkeit und kämpfte, um sie von sich abzuhalten. — Da jede Behandlung zu Hause fruchtlos erschien, so wurde er endlich in die neue Charité geschafft. —

Die Aufnahme in die Anstalt macht einen schrecklichen Eindruck auf ihn, er fürchtet secirt zu werden, worin ihn der Anblick eines grünen Tisches, das Schreien der andern Kranken noch bestärkt. Ein Wagen mit Akten, der manchmal vor der Thür hielt, brachte seine Gedanken auf ein Tribunal, das hier seinen Sitz aufgeschlagen, um über seine Fehler zu richten. Ein Stationsarzt, dem er einen napoleonischen Gesichtsschnitt zuschrieb, führte seine Gedanken auf den Befreiungskrieg, auf „den Herzog von Reichsstadt, den die Politik der Mächte in der Charité geopfert etc. Indessen waltete bei allen diesen Gedanken immer noch ein vernünftiger Zweifel vor und ich zwang mich, dergleichen Plagen als verwirrende Einbildungen zu vergessen." Sein körperlicher Zustand war im Ganzen günstig; dyspeptische Erscheinungen, zum Theil wohl durch die veränderte Kost bedingt, Obstipation verschwanden bald nach dem Gebrauche eines Inf. Rhei mit Kali tartar.; es wurden im Anfange warme Bäder mit kalten Uebergiefsungen, dann die Douche in Anwendung gezogen, methodisches Anhalten zu regelmäfsiger Beschäftigung, körperlicher und geistiger Arbeit, besonders die Lektüre der alten Klassiker, zu der er sich mit grofser Vorliebe hinwendete. Unter dieser Behandlung nahmen seine Kräfte zu; die wollüstigen Neigungen minderten sich und auch die nächtlichen Pollutionen, die noch in der Charité im Anfange fortgedauert und jedesmal eine auffallende Verschlimmerung seines Zustandes bewirkt hatten, wurden seltener, seine Besinnung klarer. Dazwischen einzelne Aufregungszustände. Die Aerzte erscheinen ihm wieder als Teufel, die andern Kranken bald als Verdammte, bald als Schauspieler, als Gaukler, blos bestimmt, seine Gedanken aus ihm herauszulocken und ihn zu prüfen. Er will wieder nur der Tugend leben, er hat schwärmerische Gedanken die Welt zu beglücken, in ferne Länder zu ziehen und sein Missionswerk zu verkünden. Doch ist er im Oktober so weit klar geworden, dafs seine Entlassung nahe bevorzustehen scheint und ihm ein Urlaub von einigen Tagen zu einem Besuche bei seinen Eltern gestattet werden kann. Das Zusammensein mit mehreren Mädchen in seiner Familie erregt wieder die vergessenen wollüstigen Gedanken und einige nächtliche Pollutionen sind die Veranlassung zu den frühern Gewissensbissen und zu dem frühern wirren Taumel seiner Vorstellungen. Er hält sich wieder für vergiftet, die Atmosphäre um ihn ist verpestet. Jetzt wird die Pockensalbe auf den Schädel angewendet, nach der sich ein starkes Erysipel des ganzen Gesichtes einstellt und kurze Zeit nachher allgemeine Eruption eines pustulösen Exanthems, das nach wenigen Wochen aber von selbst wieder verschwindet und die durch dasselbe unterbrochene Anwendung der Douche wieder zuläfst. Der Gebrauch des Ung. tart. stib. scheint heilsam gewesen zu sein, er verbringt mehrere Monate in einem ruhigen und vernünftigen Zustande. Erst der Groll, den er gegen den Prediger und

Lehrer der Anstalt liegt, erzeugt eine neue Gemüthsreizung; er weigert sich, in die Kirche zu gehen, wo jener predigt, die von ihm geleiteten Unterrichtsstunden zu besuchen und erklärt ihn einmal öffentlich für den Antichrist, verspricht seine Lügen zu entlarven. Auch diese Aufregung dauert indefs nur kurze Zeit; er bleibt fünf Monate ganz klar, arbeitet sehr fleifsig und fühlt sich in dem Umgange mit einzelnen Kranken, namentlich mit dem unglücklichen Dichter Otto von Skepsgard, der später in der Charité starb, ganz froh und heiter, bis er im Spätherbst 1844 wieder mit einer neuen Reihe von Wahnvorstellungen losbricht. Er hat die Idee, die katholischen Pfaffen wollten sich seiner bemächtigen, ihn seinem Glauben abwendig machen, ihn zur Unzucht verführen; er sei ein katholischer Prinz, von dessen Bekehrung das Wohl des preufsischen Staats, von ganz Europa abhinge. Später gestand er, dafs er in der Zwischenzeit doch niemals ganz klar gewesen sei, dafs er aber die Selbstüberwindung gehabt, seinen zerfallenen Zustand vor aller Augen zu verheimlichen. Im April 1845 schien er vollkommen hergestellt; eine drei Vierteljahre lang andauernde Besinnung, ein ruhiges Urtheil über seine früheren Wahnvorstellungen und das Gefühl der Kräftigung seines Körpers, frisches Vertrauen für seine Zukunft schienen für eine anhaltende Genesung zu bürgen.

Im Juni 1847 wurde er wieder in die Charité aufgenommen. Er bot folgendes Bild dar. Schlank gebaut, aber mit kräftig entwickelter Muskulatur. Normaler Schädelbau; schmaler Thorax, doch hat er nie an Husten gelitten, auch die Untersuchung der Brust ergiebt keine Krankheit der Brusteingeweide. Er ist sehr kurzsichtig und durch die Anstrengung, sich durch Zukneifen des Auges die Gesichtsbilder zu verkleinern, erhält sein Gesicht einen scheuen Ausdruck. Seine Augen sind matt, die Pupillen grofs, aber kräftig reagirend. Symptome eines körperlichen Leidens sind gar nicht vorhanden aufser häufigen nächtlichen Pollutionen. Er war nach seiner Entlassung im Jahre 1845 wieder in seine Funktion als Supernumerar eingetreten und einige Zeit hindurch war es ganz gut mit ihm gegangen. Er selbst versichert, dafs er nicht wieder angefangen habe, zu onaniren, doch ist dieser Versicherung gewifs am wenigsten Zutrauen zu schenken. Er glaubte sich wieder von allen Menschen beobachtet, Andere stahlen ihm seine Gedanken, führten ihm die Feder, so dafs er als ein willenloses Werkzeug thun und lassen mufste, was Andern beliebte. Diese Vorstellung beherrschte ihn so sehr, dafs er zur völligen Thatlosigkeit kam. Sein Stolz empörte sich gegen diese Beschränkung seiner Persönlichkeit, er versuchte dagegen anzukämpfen, er gehorchte nicht, d. h. er that nicht, was ihm von Andern eingegeben wurde. „Ich mufste oft die Feder bei Seite legen, weil man meinem Geist so wie sonst seine Freiheit nahm und sich in mich verdachte." Er war aber schon zu schwach, um aus eigenem Antriebe Etwas dagegen zu thun und so that er gar nichts. Es waren besonders Mädchen, Freundinnen seiner Schwestern, mit denen er zu Hause viel verkehrt hatte, welche auf diese Weise mit ihren Gedanken in ihn hineinkrochen. Zuerst war diefs ein rein geistiger Verkehr, dann aber wehete ihn auch ihr Athem an, er hörte sie kichern, über ihn spotten; endlich, wenn er Abends in's Bette kam, so glaubte er, von ihren Umarmungen empfangen zu werden. Das Gefühl des Beherrschtwerdens wurde zeitweise zum Gefühl einer gänzlich verwandelten Persönlichkeit; er kam dazu, sich für ein Mitteldíng zwischen Mann und Weib oder für ein Mädchen zu halten. Es wurde in der Charité zum Oeftern beobachtet, dafs er sich in einer Fensterscheibe spiegelte. Bei genauerer Nachfrage ergab sich, dafs ihm hierin hauptsächlich die Anregung zu der Vorstellung von der Verwandlung seines Körpers liege. Indem ihm nämlich seine Gesichtszüge undeutlich, wie diefs bei einer Fensterscheibe nicht anders sein konnte, entgegentraten, verwandelten sich seine Züge in die des Mädchens. Er entschuldigte sich dann mit seinem kurzsichtigen Auge. — Diefs sind die Hauptzüge seines jetzigen psychischen Zustandes. Die weitere Beobachtung wurde abgeschnitten, da ihn seine Eltern im November 1847 aus der Charité herausnahmen.*)

Die Entstehung der Wahnvorstellungen bei Onanisten, wie sie der vorliegende Krankheitsfall darbietet, ist häufig zu beobachten. Wir glauben zwei Formen von Geistesstörungen, die aus Onanie hervorgehen, unterscheiden zu können. Es

*) Bei dieser Krankengeschichte haben mich Notizen geleitet, die ich mir schon 1843 bis zur ersten Entlassung über ihn angelegt habe, und eine von dem Kranken selbst 1847 entworfene Biographie. In dieser Selbstschilderung ist interessant, dafs er ein treues Gedächtnifs über jeden Vorfall und über jede Wahnvorstellung aus der Krankheit vor 5 Jahren bewahrt hat. Ueber die erste Krankheit ist er ganz offen und spricht sich rückhaltslos aus; über den zweiten letzten Anfall hat er blos Unsinn zu Tage bringen können

kommen Leute in die Irrenanstalt, die durch Onanie stumpfsinnig geworden sind, die ganz abgemagert sind, mit den Erscheinungen der Säftearmuth. Andere sehen blühend aus, die Ernährung hat gar nicht gelitten. In den erstern Fällen scheint die Entziehung der Saamenflüssigkeit, die damit verbundene Schwächung der Nerventhätigkeit direkt zu wirken; Ausschweifungen mit dem weiblichen Geschlechte bringen denselben Zustand von Verdummung hervor. Die zweiten Fälle, und ich glaube, dafs sie noch häufiger zur Beobachtung kommen, als die ersten, gehen nach meinen Beobachtungen vorzugsweise aus der Reue hervor, welche die Kranken über ihr Laster empfinden, aus dem vergeblichen Ankämpfen gegen ihren Trieb. Es ist in dem vorliegenden Falle deutlich zu sehen, dafs der Wahnsinn erst dann entsteht, als der Kranke über das durch Onanie erzeugte Schwächegefühl nachgrübelt. Jetzt bildet sich der Wahn, dafs er von allen Menschen beobachtet werde, dafs er etwas Eigenthümliches an sich habe; als er in religiösen Beschäftigungen Trost und Hülfe gegen seine Gewissensangst sucht, mengt sich der Teufel hinein; er hält sich für einen Verdammten. Ich habe die Teufelsvorstellungen bei Onanisten besonders häufig gefunden, und ich glaube nicht zu weit zu gehen, wenn ich sie als hervorragend aus dem Gefühle der grofsen Gewissensangst, von der die Onanisten befallen werden, auffasse. — Sehr charakteristisch für das Verständnifs des Wahnsinns mit Exaltation ist die Stelle, in welcher der Kranke selbst eine Schilderung der maafslosen, sich bis in's Unendliche fortspinnende Ideenassociationen entwirft, die fortwährend durch zufällige äufsere Eindrücke, durch ein in der Ferne gehörtes Geräusch, durch eine Gestalt, auf welche sich das Auge zufällig richtet, einen neuen Anstofs und Ausgangspunkt erhalten, die scheinbar zum Oeftern über die Verhältnisse des Subjektes hinausschweifen, in denen man jedoch bei genauerem Zusehn die Rückbeziehung auf den Gemüthszustand, von dem sie ausgegangen sind, bei unserm Kranken das Gefühl der Sündhaftigkeit recht gut erkennen kann.

Der Fall ist deshalb lehrreich, weil eine genaue, viele

Monate lang fortgesetzte Beobachtung gegen einen Rückfall nicht schützen konnte, oder vielmehr weil der Kranke in der ganzen Zeit seine noch fortbestehenden Wahnvorstellungen so gut zu verbergen wufste, dafs man ihn für gesund hielt. So lange er in der Irrenanstalt war, hat er nicht onanirt; nach seiner Entlassung in seine früheren Verhältnisse mag die Einwirkung der früheren Ursachen, der von Neuem begonnenen Onanie, der ungünstigen Verhältnisse in seiner Familie die Krankheit wieder hervorgerufen haben. Es ist schwer zu sagen, ob man den Wiederausbruch als einen Rückfall oder als eine neue Krankheit bezeichnen müsse. Diese Entscheidung, die bei andern Krankheiten von geringerer Bedeutung ist, wird für die Psychiatrie von der gröfsten Wichtigkeit. Man stellt im Allgemeinen an die Irrenärzte die Aufgabe, dafs sie bei der Entlassung eines Kranken auch für seine dauernde Genesung bürgen sollen. Diese Forderung ist in ihrem Rechte, weil mit der Entlassung aus der Anstalt der Eintritt in die früheren bürgerlichen Verhältnisse verbunden ist. Ihre Erfüllung ist nicht möglich, weil es nicht in der Macht des Arztes steht, die früheren Verhältnisse passend zu ordnen, die Schädlichkeiten aus dem Wege zu räumen, die auf den Genesenen eindringen; sie ist ferner nicht möglich, weil dadurch an den Irrenarzt die Forderung der vollkommensten Erziehung der Geisteskranken gestellt wird, eine Forderung, die dem Irrenarzt als Ideal der Heilung vorschweben mufs, die aber bei ihrer Durchführung im Einzelnen über das Gebiet der Psychiatrie hinaustreibt, zumal man von einer andern Seite her wieder die bestimmte Aufgabe stellen mufs, dafs die Psychiatrie nichts Anderes sein soll, als ein Zweig der Arzneiwissenschaft. Wenn man sich die Stellung dieser Forderungen klar macht, so kann mancher Vorwurf, den man gegen die Psychiatrie erhebt, vermieden werden. —

Bei dem letzten Anfalle bietet der Kranke das Bild einer sogenannten Abulie dar. Man sieht, dafs diefs keine eigentliche Willenlosigkeit ist, sondern nur die Vorstellung und das Gefühl des Beherrschtwerdens durch Andere ist der Grund, weshalb der Kranke in Unthätigkeit versinkt. Ich habe mich bemüht, die verschiedenen Formen der Abulie zu zerlegen und auf ihre Grundzustände zurückzuführen. (Zeitschr. f. Psychiatrie, Hft. 4. 1847.) Dafs die Vorstellungen des Kranken von dem Verdenken Anderer in seinen Geist sich ausschliefslich auf Mädchen richten, zeigt, dafs eine Reizung des Genitalsystems, dafs wollüstige Regungen der Ausgangspunkt für diese Vorstellungen sind. Das unbestimmte Gefühl des Beherrschtwerdens wird zur Vorstellung bestimmter Persönlichkeiten, erst in der Form von Illusionen, die sich dann zu Hallucinationen fortbilden. Das innerliche Gedankenhören geht voran; aus ihm werden erst äufserliche Stimmen. Für das Verständnifs der Entstehung der Illusionen ist eine Beobachtung bei unserm Kranken wichtig. Wenn er in den Spiegel sieht, so verwandeln sich seine Züge in die des Mädchens, von dem er beherrscht wird. Wir sehen daraus Folgendes: der Kranke mufs sein Gefühl an einen wirklichen Gegenstand anheften; er thut diefs nicht unmittelbar, sondern erst, sobald er sich selbst sinnlich als Objekt gegenübertritt. Das gesunde geistige Leben zeigt denselben Entwicklungsgang. Wenn wir uns recht prüfen, so sehen wir, dafs wir uns bei jeder objektiv gedachten Thatsache erst selbst immer objektiviren müssen. Bei dem Kranken tritt uns diefs ganz grob sinnlich entgegen. Erst sein eigenes Spiegelbild verwandelt sich in eine andere Gestalt. Dafs seine Kurzsichtigkeit, die unbestimmte, verschwimmende, nicht scharf markirte Spiegelung der Fensterscheiben diefs befördern und begünstigen müssen, versteht sich von selbst. Scharf umschriebene Sinnesempfindungen erzeugen scharfe, sichere Sinnesvorstellungen, undeutlich empfundene geben eine undeutlichere Vorstellung, in die sich andere Kombinationen von Vorstellungen bestimmend eindrängen. Die Beobachtung bei unserm Kranken steht nicht isolirt da. Griesinger berichtet von einer Melancholischen, der beim Hineinsehen in den Spiegel ein Schweinskopf entgegenstarrte. Bei den Gehörshallucinationen kann man Aehnliches beobachten. Moreau (*Du hachisch 1845.*) macht darauf aufmerksam, dafs Geisteskranke mit Gehörstäuschungen bei ihren Täuschungen die Lippen bewegen und will diefs sogar als ein diagnostisches Mittel zur Erkenntnifs von Gehörshallucinationen benutzen, was ganz richtig ist. Die Kranken sprechen die gehörten Worte leise mit. Viele Gesunde haben das Bedürfnifs, wenn sie intensiv denken, das Gedachte auszusprechen; es kommt ihnen dadurch erst recht zum Bewufstsein, wenn ihnen das Gedachte als Wort, also als eine Art Verkörperung des Begriffes gegenübertritt. Bei einem Geisteskranken in Halle habe ich beobachtet, dafs er häufig erst die Worte, die ihm, wie er glaubte, von seinen Feinden zugerufen würden, laut aussprach und dafs er dann öfter anfing, zu antworten und mit seinen Hallucinationen ein zusammenhängendes Gespräch zu führen, wenn er sie selbst wiederholt hatte, wenn sie ihm also durch sein eigenes Thun ein Leibhaftiges geworden waren. —

Die Prognose bei unserm Kranken ist ungünstig; er wird wahrscheinlich nach und nach blödsinnig werden, zumal wenn er, was sich bei einer so lange eingewurzelten Neigung nicht anders vermuthen läfst, fortfährt zu onaniren.

III. Der Wahnsinn in seiner Entwicklung.

Ich will aus den vorliegenden Krankengeschichten noch einmal die Folgerungen herausheben, auf die es uns hauptsächlich ankommt.

1. Die wesentlichen Erscheinungen des Wahnsinns sind andere, als wir sonst in der Entwicklung pathologischer Prozesse wahrnehmen; es sind psychische.
2. Der Wahnsinn ist kein fertiges Produkt, das plötzlich und unvermittelt in den Menschen hineingesetzt wird.
3. Der Wahnsinn zeigt in seinem Verlaufe eine Gliederung und Entwicklung.
4. Diese Entwicklung ist nach dem Gesetze der Kausalität zu verfolgen; die einzelnen Entwicklungsgrade stehen in dem Verhältnisse von Grund und Folge, von Ursache und Wirkung.

Ich habe mich in den einzelnen Fällen bemüht, soweit diefs, ohne in Hypothesen unterzugehen, thunlich schien, die sinnlichen, die materiellen Ausgangspunkte der psychischen Vorgänge anzudeuten, darauf hinzuweisen, wie materielle Veränderungen, die sich während des Verlaufes der Krankheit gebildet, den in sich abgeschlossenen Gang der Gefühle und Vorstellungen umgestalten, die Reihe der Vorstellungen durchbrechen und in eine andere Bahn hinüberzwingen. Wie unser ganzes geistiges Leben von den Sinnen beginnt, so sind auch die Hallucinationen der Anfangspunkt des Wahnsinns. Das ist aber kein Gegenbeweis gegen die psychologische Auffassung des Wahnsinns; der Eindruck, die Affektion eines Sinnesnerven ist kein geistiger Vorgang, die Sinnestäuschung an und für sich ist kein Wahnsinn; die materielle Veränderung im Gehirn, das Extravasat, welches einen Druck ausübt, oder die Verdickung der Arachnoidea, die Herzkrankheit, die eine Apoplexie vermittelt, die Tuberkulose eines Organs, die auf irgend eine freilich unerklärbare Weise einen sogenannten Hirnreiz hervorbringt, und durch den Hirndruck, durch den Hirnreiz einen Wahnsinnigen, aus dem Wahnsinnigen zeitweise einen Melancholischen, einen Tobsüchtigen macht, sind weder die Tobsucht, noch die Melancholie selbst. Diese Ueberlegung scheint so einfach und sie ist doch weit entfernt, allgemein anerkannt zu werden.

Der Wahnsinn ist ein Prozefs. Das pathologische Produkt, wenn dieser Ausdruck erlaubt ist, das uns als Wahnsinn entgegentritt, kann sehr rasch entstanden sein; es ist aber kein Kontagium, was dem Organismus irgendwie aufgesetzt worden ist, was durch die Lungen eingeathmet wurde, sondern es mufs in seinen niedersten Bildungsgraden schon fertig gewesen sein, in der Organisation des Menschen schon begründet. Die pathologische Physiologie hat als eine ihrer letzten Aufgaben die pathologischen Produkte in ihren ersten Anfängen darzustellen. Als ein Versuch, dieser Aufgabe zu genügen, erscheint z. B. die ganze Krasenlehre, die uns in der neuesten Zeit unter den verschiedensten Gestalten und Namen immer von Neuem vorgeführt wird. Es giebt eine Auffassung der Pathologie, welche bestimmt ausspricht, dafs die Exdukte nur Edukte seien, nur das Resultat, der Ausdruck eines relativen Ueberwiegens eines Stoffes im Blute. Diese Exdukte werden rückwärts wieder benutzt, um zu einer genügenden Kenntnifs des Verhältnisses der Blutbestandtheile zu gelangen. *) Die Krasenlehre ist zu festen Resultaten noch nicht gekommen; sie ist in unerwiesenen Behauptungen grofsentheils zerflossen; die pathologische Physiologie wird aber auf Bluluntersuchungen wieder zurückgehen müssen. — Eine ähnliche Verpflichtung hat die Psychiatrie zu lösen. Sie hat neben der Untersuchung des Wahnsinns, als eines gewordenen und fertigen Produktes auch seine Entstehung zu erforschen. Durch die Angabe der möglicherweise einfliefsenden pathologischen Zustände (Unterdrückung der Menstruation, die eine Hyperämie des Gehirns verursacht haben kann etc.) ist die Entstehung des Wahnsinns selbst noch nicht nachgewiesen. Das sind Fragen, die wir hoffentlich einmal beantworten werden, wenn wir in der Pathologie überhaupt erst soweit sind, den ätiologischen Zusammenhang der Krankheitsprozesse nachzuweisen. **) Diefs dunkele und hypothetische Gebiet soll vor der Hand unberührt liegen bleiben; wir müssen über solche Dinge noch eine Unzahl Beobachtungen, aber vorläufig ganz im Stillen machen, bis sich aus einer Fülle von Thatsachen ein Resultat ergeben kann. Wir wollen die Entstehung des Wahnsinns in der Weise erforschen, dafs wir zunächst seine wesentlichen Erschei-

*) Engel, die Exsudate in diagnostischer Beziehung in Roser und Wunderlich Archiv. 1843, 1. Hft.

**) Zeller sagt in einem seiner Aufsätze in Ersch und Gruber's Encyklopädie: Die Wissenschaft kennt bis jetzt keine somatischen Störungen, die absolut eine Seelenstörung oder gar eine bestimmte Form derselben erzeugten mit Ausnahme der einfachen Hemmung oder Paralysirung des Gehirns. Sie kennt nur die disponirenden somatischen Ursachen, wenn gleich eine gewisse Gruppirung, Association und Reihenfolge der psychischen Symptome Vermuthungen des einzelnen somatischen Grundleidens an die Hand geben kann.

nungen, d. h. die Symptome einer gestörten geistigen Thätigkeit auf einfachere Erscheinungsformen zurückführen, dafs wir die Stufenleiter, welche zu der zusammengesetzten Kette des Wahnsinns hinaufführte, wieder zurückgehen. Die Gefühle, die Vorstellungen, die ein Wahnsinniger äufsert, die bestimmte Art ihrer Verbindung unter einander, trägt in den meisten Fällen so sehr ein individuelles Gepräge an sich, dafs wir unmöglich den ganzen Zustand für etwas aeufserlich Aufgeheftetes, von einem Andern Ueberkommenes halten können, das dem Kranken sonst ganz fremd und fern läge. Der Wahnsinn kann nichts Neues in den Menschen hineinwerfen, er kann nur das, was in ihm war, herauskehren, zu einer stürmischen, durch ihre Heftigkeit, ihr Ungestüm überraschenden Aeufserung bringen, alle Gefühle und Vorstellungen können in so wüstem Chaos durcheinander geschüttelt sein, dafs man den Faden verliert, aber die specifische Form der Wahnvorstellungen, die Leidenschaftlichkeit, mit der sich der Wahnsinnige an sein wahnsinniges Besitzthum anklammert, die geistige Gelenkigkeit, mit der er den Schatz seiner Wahnvorstellungen kombinirt, das sind Erscheinungen, die der Wahnsinn nicht erzeugt, sondern denen er höchstens einen Anstofs zu weiterer Fortbildung gegeben hat. Eine Sinnestäuschung, die der Ausgangspunkt für den Wahnsinn wird, ist allerdings etwas Neues; aber ihre Erklärung und die Art der Erklärung macht erst den Wahnsinn, ist begründet in der psychischen Gesammtheit des Menschen, ganz verschieden nach der Art, wie der Mensch sonst fühlen und denken gelernt hat. Eine *mouche volante* (wir setzen voraus, dafs diese Photopsie schon nicht mehr als das, was sie wirklich ist, aufgefafst wird) erscheint dem einen Wahnsinnigen als ein elektrischer Funke, den seine Feinde, die ihn durch allerhand Manipulationen quälen, gegen ihn loslassen, dem andern als ein Blitz, der vom Himmel herabfährt oder vom Teufel kommt etc.

Wir können also mit dem Wahnsinn, wenn wir ihn als etwas Unvermitteltes betrachten, nichts anfangen; er bleibt uns so lange räthselhaft, bis wir mit ihm in das gesunde geistige Leben, von dem er ausgegangen, wieder zurückgehen. Von dem Mangel dieser Erkenntnifs rührt das Grauen her, das Jahrhunderte lang die Irren, wie wilde Thiere in Käfige einschlofs, das jetzt noch den Fufs scheu vor einem Irrenhause zurückbeben läfst, endlich die zaghafte Besorgnifs, dafs das Studium der Geisteskrankheiten mit wissenschaftlichem, gesetzmäfsigem Denken nicht mehr vereinbar sei, dafs man auf ihrem entlegenen und wunderlichen Gebiete nur sprungweise und mit Hülfe der Phantasie zu festen Stützen gelangen könne. Eine kurze Betrachtung des Begriffs Geisteskrankheit wird uns darüber klarer machen. Wie grofs die Verwirrung darüber selbst unter den Irrenärzten ist, geht schon aus den Namen hervor, da jedes System und jede einseitige Theorie nichts Eiligeres zu thun hat, als einen neuen wohlklingenden Namen gleichsam als Marktschild auszuhängen und Kauflustige anzulocken. Wir haben Seelenstörungen, mit Seelenstörungen verbundene Krankheiten, Irresein, mit Irresein verbundene Krankheiten, Geisteskrankheiten, Verstandesverrückungen, Geisteszerrüttungen, Gemüthsstörungen, Gemüthskrankheiten, Krankheiten des Vorstellungsvermögens, Psychosen, Phrenopathieen, sensitive Krankheiten, Logoneurosen, Persönlichkeitskrankheiten u. s. w. (Damerow, Allgemeine Zeitschrift für Psychiatrie etc. 3. Bd. 1. Hft. S. 25.) Wir brauchen in der Psychiatrie für jetzt kein System; die Masse des Einzelnen giebt uns für viele Decennien noch Stoff zur Beobachtung, wir dürfen uns durch allgemeine Namen nicht gefangen geben, die um sich selber zu rechtfertigen, sich oft mühsam genug, durch Definitionen einengen, die sich aber dem Einzelnen gegenüber gleich auflockern und auseinander gehen. Wir wollen um die Namen nicht streiten; man mag sie vorläufig machen, wie man will, wenn man sich nur in dem Einzelnen verständigt und zurecht findet. Der Begriff Geisteskrankheit mufs ebenso wie in der Pathologie der Begriff Krankheit als eine jener unwesentlichen und unhaltbaren, weil feststehenden, Kollektivbezeichnungen aufgehoben werden, die nichts bedeuten, weil sie zu viel, weil sie Alles bedeuten sollen. Wir fixiren eine Entwicklungsstufe, klammern uns an diese als an einen abgeschlossenen Begriff an; in gewissem Sinn und für manche Zwecke, für gesellschaftliche, für gerichtliche Zwecke ist diefs nothwendig, aber es giebt streng wissenschaftlich keine Abgrenzung, keine Marke zwischen dem gesunden und dem kranken geistigen Leben. Einen Tobsüchtigen, einen tief Melancholischen, einen Verwirrten, der bunt durch einander faselt, einen Narren, der sich als Kaiser einen papiernen Stern auf den Rock klebt, kann ich sehr gut von einem geistig gesunden Menschen unterscheiden, aber wenn ich jeden einzelnen Zustand zurückverfolge, so erkenne ich nur gradweise Unterschiede. Bei dem Melancholischen, der sich von dem Gedanken des Selbstmordes nicht abbringen läfst, der auf die sinnreichste Weise jede Berechnung vereitelt, war der Gedanke des Selbstmordes nicht gleich ein zur That drängender; es war erst Wunsch, ein Widerwille gegen das Leben, noch weiter zurück Sehnsucht nach dem Tode hervorgehend aus einem allgemeinen Gefühle des Unglücks, auf noch niederer Stufe ein flüchtig auftauchender Gedanke, bald wieder verwischt und überwältigt von der Masse der durch das Bewufstsein hindurchgehenden anderen Gefühle und Gedanken. Dürfen und können wir diese gradweise Entwicklung wegleugnen? —

Eine Pneumonie ist darum nicht weniger Pneumonie, wenn blos einige Lungenbläschen von Exsudat vollgestopft sind, als wenn eine ganze Lunge hepatisirt ist. Darf ich aber, auf Beispiele der letzteren Art gestützt, geradezu behaupten, der flüchtig auftauchende Gedanke, auf den ich als letztes Ziel durch die von der That des Selbstmordes ausgehende Analyse gekommen bin, ist die den Selbstmord bedingende Geisteskrankheit selbst? So bestimmt wir uns für die erste Ansicht der gradweisen Entwicklung entscheiden müssen, so gefährlich und in gewissem Sinne falsch wäre die bejahende Beantwortung der zweiten Frage. Sie liegt aber zu nahe, als dafs sie nicht berührt werden müfste. Es ist ein Irrweg, zu dem unsere Betrachtung leicht verleiten kann.

Wir dürfen nicht übersehen, dafs die genetische Verfolgung des einen Momentes uns nur ein Moment als einfaches Resultat giebt. Nicht die quantitative Vergröfserung des einen Momentes allein giebt das Produkt des Wahnsinns, sondern es mufs auf seinem Wege eine vielfache Kombination mit einer Menge anderer Momente eingehen, es wird die Ursache einer Reihe von andern Zuständen die sich selbst wieder als Ursache zu andern verhalten, bis das zusammengesetzte Resultat des Wahnsinns daraus hervorgeht. Nothwendig bleibt es dabei, immer diese einfachen Momente, die Ausgangspunkte aufzufinden, aber zu sagen, jetzt ist der Wahnsinn geworden, wie ein Krystall, vor wenigen Tagen war er noch nicht da, jetzt ist er geworden, das Moment seiner augenblicklichen Erzeugung herauszuheben, mag ein Anderer versuchen; ich gestehe, dafs ich das nicht vermag. Ich wiederhole hier, man darf nicht die erste Aeufserung mit dem wirklichen Anfang verwechseln; wir wissen aus hundertfältigen Erfahrungen, dafs Geisteskranke ihren Wahnsinn auch vor geübten Augen lange Zeit verbergen können. —

Wir müssen eine doppelte Beurtheilung unterscheiden, die Art, wie Andere den Zustand eines Kranken auffassen, und die Art, wie er selbst über seinen Zustand fühlt und denkt.

Wir haben nicht blos, wenn wir den Wahnsinn genetisch entwickeln, kein bestimmtes Kriterium, ihn unter allen Verhältnissen wieder zu erkennen, sondern wir müssen auch darauf aufmerksam machen, wie unendlich verschiedenen Bestimmungen der Wahnsinn im Verlaufe der Zeiten unterlegen hat. Das, was wir heute für die Exaltation des Wahnsinns halten, ist oft genug für eine begeisterte Inspiration genommen worden. In einer Zeit, wo der Wunderglaube seine Herrschaft übte, wo gute und böse Engel in täglichem Verkehr mit den Menschen standen, war eine unmittelbare Offenbarung, die Gesichtstäuschung des geöffneten Himmels oder die Erscheinung des Teufels kein Wahnsinn, sondern eine Bevorzugung Gottes oder ein Fluch, der auf dem Unglücklichen lastete, und der Fanatismus, der sich fromm nannte, hat Tausende der armen Unglücklichen auf dem Scheiterhaufen hingemordet. Können wir heutigen Tages die psychischen Epidemieen des Mittelalters für etwas Andres halten, als für Wahnsinn? Heute hat wenigstens Keiner das geringste Bedenken, eine Hexe, die auf einem Bock zum Sabbat geritten wäre, oder eine Frau, die sich einbildete, den Coitus mit einem Incubus vollzogen zu haben, in's Irrenhaus einzuschliefsen; oder einen Gelehrten, der sein Vermögen vergeudete, um den Stein der Weisen zusammenzuschmelzen. Der Rückblick auf diese Verhältnisse, die uns zu massenhaft entgegentreten, als dafs wir sie übersehen dürfen, mufs vorsichtig machen. Wir lernen zunächst daraus, dafs der Wahnsinn eine ganz verschiedene Form nach den Ideen, welche in der Zeit sind, haben wird; der Inhalt des Wahnsinns, die Gestaltung der Vorstellungen kann für uns kein feststehendes Urtheil abgeben. Es giebt zu viel Formen, die sich so gesetzmäfsig und logisch entwickeln, dafs man gegen ihr wahnsinniges System nichts einwenden kann, sobald man ihren ersten Satz, ihr Prinzip zugestanden und anerkannt hat. Ist nun der Vordersatz eines solchen wahnsinnigen Systems nicht als ausgehend von einer sinnlichen Abnormität, von einem Leiden des Gehirns etc. zurückzuführen, sondern ist er nur eine Einzelvorstellung einer allgemeinen Volksüberzeugung, so ist es erklärlich, dafs derjenige, den wir für einen Wahnsinnigen halten, weil wir die ganze Ueberzeugung als eine wahnsinnige ächten müssen, in seiner Zeit für einen vernünftigen und ausgezeichneten Menschen gegolten hat. Es ist auch denkbar, dafs zu derselben Zeit an verschiedenen Orten eine ganz verschiedene Norm des gesunden geistigen Lebens festgestellt werde. Es giebt überhaupt in jedem Volke oder in mehreren Völkern zu gleicher Zeit nach den Bildungsstufen, die in schnellerer oder langsamerer Zeit durchlaufen werden, eine gewisse relative Ueberzeugung von dem, was vernünftig ist. Helle und starke Geister stehen darüber; für sie geht ein einziges Gesetz der Vernunft durch alle Völker und Zeiten hindurch, nur die Masse des Volkes versinkt von Zeit zu Zeit in dumpfe und wüste Träume, wo das Natürliche verkannt und gemifsbraucht wird.

Diese Andeutungen führen uns nicht von unserm Gegenstande ab; sie sind nothwendig, denn sie zeigen, wie sich die Geschichte der Psychiatrie in die Weltgeschichte hineindrängt und durch die Geschichte der geistigen Kämpfe der Völker hindurchflicht. — Der Inhalt der Vorstellungen also giebt uns keinen absoluten Anhalt und kein Recht, sie für Wahnvorstellungen zu halten. (Es giebt freilich eine Masse von einzelnen Fällen, wo eine ausschweifende Phantasie so frazzenhafte Gebilde erzeugt, dafs sie sich unter allen Verhältnissen und zu allen Zeiten als wahnsinnige dokumentiren.) Ersteren Anhalt giebt das Verhältnifs der Vorstellungen zu einander, die Rücksicht auf ihre Entstehung aus der Sinnlichkeit, auf ihr Verhältnifs zu Gefühl und Willen, auf nach der Individualität verschiedenes harmonisches Verhältnifs aller geistigen Erscheinungen und Thätigkeiten, die Vergleichung mit dem frühern Menschen. Diefs mufs uns hauptsächlich bei der Normirung eines Urtheils leiten, ob ein Mensch geisteskrank ist oder nicht. Wir würden aber doch mit all' diesen Angriffspunkten für die Untersuchung nicht weit kommen, wenn uns der Kranke nicht selbst hülfreiche Hand durch seine Beurtheilung, durch sein eigenes Gefühl darböte. — Die gewöhnliche Ansicht ist, der Geisteskranke dämmerte in einem bewufstlosen Zustande hin. Irrenärzten gegenüber ist es kaum mehr nothwendig, darüber Worte zu machen; der Kranke fühlt zuerst seinen Zustand unbestimmt und schwankend, wie jedes Gefühl zuerst verschwimmend ist und erst durch die Rückwirkung und Zusammenschmelzung mit der Vorstellung sich plastisch abgrenzt, aber dann erkennt er seinen Zustand und beurtheilt ihn so scharf und sicher, wie ihn ein Anderer manchmal nicht beurtheilen kann. Wir wollen noch darzustellen versuchen, welche Reihe von psychischen Erscheinungen aus dieser Erkenntnifs des Geisteskranken von und über seine Krankheit hervorgeht.

Wie aber kommt der Kranke zu dem Gefühl, zu der Erkenntnifs seiner psychischen Krankheit? Das Gefühl des körperlichen Unwohlseins, das durch die Wahrnehmung gestörter

Funktionen genährt und erhöht wird, kann der Anfang sein. Der Kranke merkt, dafs er einen Schmerz, einen Druck im Kopfe hat; dieser Druck kann sogleich so heftig sein, dafs er betäubt, dafs er die geistige Thätigkeit ganz aufhebt oder er kann Delirien hervorbringen, d. h. eine ganz ungeordnete Aeufserung von Vorstellungen hervorrufen. Von diesen Fällen abstrahiren wir. Delirien und Betäubung sind keine Geisteskrankheit; zu einer solchen gehört immer eine bestimmte Ordnung und Gesetzmäfsigkeit der geistigen Vorgänge.

Das Gefühl des Druckes ist dem Kranken ein peinlicher Zustand, es schiebt sich zwischen die psychischen Prozesse, wie sie sonst von Statten gehen, hinein; als ein Neues, noch nicht Assimilirtes hindert es den gewöhnlichen Verlauf und Ablauf und kann so neue Kombinationen der vorhandenen Gefühle und Vorstellungen erzeugen, die als Wahnsinn erscheinen. Der Kranke bemerkt, dafs dieses Neue einen gehemmten Ablauf seiner psychischen Prozesse bewirkt; so entsteht sein psychisches Krankheitsgefühl. Als subjektive Aeufserungen gehören die Klagen über Wüstheit, Leere, über Festbannen oder Fortlaufen der Gedanken hierher. Das körperliche Krankheitsgefühl darf mit diesem psychischen nicht verwechselt werden. Dafs seine Vorstellungen einen falschen Inhalt haben, merkt der Kranke zunächst durch sich selbst nicht; weil das Denken immer nach organischen Gesetzen vor sich geht, weil es selbst in den Fällen, wo es als ein falsches betrachtet werden mufs, immer adäquat seinem ersten Prinzipe sich entwickelt, so ist der Kranke zunächst mit sich, mit seiner Natur ganz im Einklange, er tritt nicht aus ihr heraus, er fühlt sich ganz heimisch in sich, er kann dadurch allein zu keinem Krankheitsgefühl kommen. Das Verhältnifs einer Sinnestäuschung und normaler Sinnesthätigkeit wird diefs deutlicher machen. Ein Mensch mit einem centralen Fleck auf der Hornhaut wird diesen Fleck als eine dunkle Scheibe auf allen Gegenständen wieder erblicken, die in seinem Sehfelde erscheinen. Dafs diefs geschieht, ist ein ganz normaler Vorgang, ganz entsprechend der Bildung seines Sehorgans. Im

Verhältnifs zu der Bildung und dem Zustande der Augen anderer Menschen, ist sein Fleck auf der Hornhaut aber eine Abnormität und demzufolge auch eine Abnormität, dafs er einen dunklen Fleck in seinem Sehfelde sieht. Weil er diefs nun von Andern hört, weil ihm seine eigene Erfahrung vielleicht sagt, dafs diefs früher nicht so gewesen sei, ficht ihn diefs in seinem Denken weiter nicht an; er subtrahirt diese Täuschung von allen Urtheilen über Gesichtsobjekte. Die allgemeine Erfahrung von der Natur der Gesichtsobjekte, die auch in seine Individualität übergegangen ist, gleicht seine jetzige Erfahrung, die ihm als eine seiner Natur vollkommen entsprechende, widerfährt, aus, hebt sie auf und überwältigt sie. So einfache und palpable Verhältnisse sieht Jeder leicht ein; der Standpunkt verrückt sich sogleich bei weniger offnen und aller Welt wahrnehmbaren Zuständen. Die Gesichtstäuschung beruht auf einer Alienation der Nerventhätigkeit, die wir gar nicht demonstriren können, auf inneren Zuständen, die unserer direkten Beobachtung nicht zugänglich sind. Für den Menschen, der sie hat, ist sie natürlich; sie ist in seinem eigenen Organismus begründet; nur reicht seine gewöhnliche Kenntnifs nicht hin, sich diefs deutlich zu machen. Mit seiner Sinneserfahrung tritt er nun der Summe der Erfahrungen der andern Menschen, seiner eigenen aus der Vergangenheit entnommenen Erfahrung gegenüber; jetzt tritt ein Widerspruch ein, der sich nicht ausgleichen läfst; der Mensch kommt zu dem Gefühl der Abnormität, weil er zu bekämpfen sucht, was er wegleugnet, weil er in sich und für sich selbst nicht abnorm empfindet, sondern blos in Bezug auf das Urtheil Anderer, auf das allgemein festgestellte Urtheil von der Beschaffenheit der Gesichtsobjekte. Dieses Gefühl des Widerstreites ist der erste Schritt zum Gefühl der psychischen Krankheit. In ähnlicher Weise wie von der Empfindung aus, läfst sich diefs von einer Vorstellung verfolgen und durchführen. Wenn z. B. eine überlieferte religiöse Vorstellung in der Weise ausgebildet worden wäre, dafs wir nach unsern jetzigen Begriffen von Religion, von Einwirkung des Teufels etc. den Menschen für geisteskrank halten müssen, so wird er selbst in sich zunächst nicht die Wahrnehmung seiner Krankheit zum Bewufstsein bringen können; erst in dem Augenblicke, wo diese Vorstellung mit seiner eigenen Persönlichkeit, wie sie durch seinen frühern Bildungsgang festgestellt wurde, oder mit den jetzt herrschenden Vernunftbegriffen in Widerstreit tritt, wo sie durch ihn selbst oder durch Andere ihm als etwas Neues, Fremdes entgegentritt, wird das Gefühl der Aenderung, der Hemmung seiner geistigen Prozesse in ihm rege werden; ein psychisches Krankheitsgefühl. In einer körperlichen Krankheit ist ein pathologisches Produkt so lange etwas Unwesentliches, von dem Träger selbst nicht Wahrgenommenes, bis es eine störende und hemmende Wirkung auf den Ablauf der übrigen Prozesse hervorbringt, bis es Veränderungen in der Nerventhätigkeit, Schmerz, eine andere Temperatur, eine veränderte Gefäfsthätigkeit zur Folge hat. — Nach diesen Bemerkungen findet auch jetzt die Frage über die Theilnahme des Gemüthes ihre Lösung; es wird ersichtlich, dafs ohne Betheiligung des Gemüthe seine psychische Erkrankung nicht existiren könne oder, worauf es hier zunächst ankommt, nicht entstehen könne. Alle psychischen Prozesse werden durch die gemüthliche Betheiligung des Menschen erst recht zu persönlichen. Ebenso wie die Wärme eine der Grundbedingungen für das Zustandekommen eines chemischen Prozesses, so möchte ich sagen, ist das Gemüth eine Grundbedingung für die Verschmelzung eines jeden geistigen Vorganges mit dem geistigen Organismus; die psychischen Prozesse huschen einmal nicht wie Schattenbilder an dem Selbstbewufstsein des Menschen vorüber, sondern ein fortwährendes Aufnehmen und Abstofsen, je nach dem Zustande des Leidens des eigenen Ich's ist die Grundbedingung des geistigen Lebens. Die psychische Thätigkeit, die in der Vollführung dieser Aufgabe zur Erscheinung kommt, ist das, was wir Gemüth nennen. Die Begriffe der Gefahr und des Interesses, wie sich Lotze ausdrückt (Allgemeine Pathologie u. Therapie, 1842, S. 124), die wir an dem Bestehen gewisser Erscheinungen nehmen, Begriffe, welche über die Anwendung des Begriffs Krankheit und seiner vielfachen Nüancen entscheiden, sind der Naturwissenschaft zwar völlig fremd, aber die Verpflichtung, die für die Naturforschung in der Medicin, soweit sie physikalische Wissenschaft ist, daraus hervorgeht, sich der Anwendung dieser Begriffe ganz und gar zu enthalten und sie als Erscheinungsgründe den Schlüssen über Beobachtungen nicht beizufügen, ist in der Beobachtung von Geisteskranken nicht anzuerkennen. Gerade die Gefahr und das Interesse, welches an das Aufnehmen von neuen Gefühlen und Vorstellungen geknüpft ist, ist ein wesentliches Moment der psychischen Krankheit, ist das erste Glied einer langen Kette von psychischen Erscheinungen, bedingt die Narrheit im Festhalten einer Vorstellung, wird für den Verstand die treibende Veranlassung zu einer Menge von Erklärungsversuchen, zum Aufbauen künstlicher Systeme, die nur den Zweck haben, das Interesse des Kranken für ein Gefühl, für eine Vorstellung schützend zu decken und zu wehren. Es scheint mir, das Entstehen einer Geisteskrankheit ist ohne Betheiligung des Gemüthes, ihr Bestehen ohne Leidenschaft nicht zu denken. Bei dem längeren Bestehen des Wahnsinns, bei dem Uebergang in die tieferen Formen, in Verwirrtheit, Blödsinn erlischt allmählich die Betheiligung des Gemüthes; der Kranke wird gleichgültig, selbstzufriedener und mit sich und der Welt einig. So lange aber in dem Kranken noch gemüthliche Interessen rege sind, oder noch wach gerufen werden können, ist psychisch die Möglichkeit zu Rückbildungsprozessen der Geisteskrankheit gegeben, die freilich oft genug durch organische Hindernisse schon unmöglich gemacht sind.

Dafs diese Auffassung auf Thatsachen beruhe, wird durch eine Menge von Zeugnissen bestätigt. Guislain hat in der neuesten Zeit wieder die Beobachtung ausgesprochen, dafs Melancholie das erste Stadium der Geisteskrankheiten ausmache; er ist weiter gegangen, aber zu weit, indem er den Seelenschmerz überhaupt als das Grundwesen einer jeden Geisteskrankheit betrachtet wissen will; Zeller hat sich dieser Ansicht angeschlossen und Griesinger (cf. S. 210—14) endlich hat von dieser Erfahrung ausgehend den Uebergang dieser Formen darzustellen versucht, wodurch die einzelnen Krankheitsschemen aufgehoben werden und alle insgesammt als Modifikationen einer einzigen Grundform erscheinen müssen. Hoffentlich wird diese Ansicht mehr und mehr Durchbildung und erfahrungsgemäſse Begründung im Einzelnen finden; sie steht mit den bis jetzt entwickelten Sätzen im innigsten Zusammenhange, und ich hoffe von und durch ihre Anerkennung auch die Anerkennung dieser. Uebrigens ist diese Auffassung durchaus nicht neu. Willis (*de anima brutorum. Cap. 12.*) sagt darüber: *post melancholiam, sequitur agendum de mania, quae isti in tantum affinis est, ut hi affectus saepe vices commutent et alteruter in alterum transeat; nam diathesis melancholica in pejus erecta furorem accersit; atque furor deferbens non raro in diathesin atrabilariam desinit. Saepe haec duo quasi fumus et flamma se mutuo excipiunt eeduntque.* Es wäre dann gerade so, als wenn in der Melancholie das Gehirn und die *spiritus animales* mit dichtem Rauche bedeckt wären, in der Manie aber die hell ausbrechende Flamme den dichten Nebel verscheucht. Morgagni (*epistol. VIII.*) citirt die Worte von Willis und fügt noch hinzu: die beiden Formen ständen einander so nahe, *quin saepius dubitantes medicos videas, hinc taciturnitate et metu, hinc loquacitate et audacia in eodem aegro subinde alternatis melancholicum an maniacum pronuntient.* Chiarugi endlich (Abhandlung über den Wahnsinn überhaupt und insbesondere nebst einer Centurie von Beobachtungen, Leipzig 1795), der auch die älteren Citate anführt*), sagt §. 50.: „Indeſs sieht man nicht selten, daſs die Zufälle dieser drei Arten des Wahnsinns (Melancholie, Tobsucht, Blödsinn) sich mit einander vermischen, auf einander folgen und gegenseitig hervorbringen und daher lassen sie sich gewöhnlich in jedem individuellen Falle nicht mit Genauigkeit bestimmen. Man könnte hierdurch veranlaſst

*) Borsieri *instit. med. pract. vol. V.* §. 220. Haller *in inst. Boerhav.* §. 1125. Hoffmann *Medic. rat. tom. IV. cap.* 8. Trallian. *lib.* 1. *cap.* 14.

werden zu glauben, dafs ursprünglich keine Gattung von der andern wesentlich verschieden wäre, sondern dafs sie insgesammt Modifikationen einer gemeinschaftlichen Ursache ausmachten." Dann §§. 52. und 53. „ich wünschte nur für jetzt, dafs sich Jeder von dieser meiner Beobachtung überzeugen möchte, nach welcher die verschiedenen Arten des Wahnsinns insgemein in einer gewissen Ordnung auf einander folgen. — Ich kann versichern, dafs ich in den mehrsten Fällen bemerkte, dafs der Wahnsinn mit einer Melancholie anfängt, welche sehr leicht in Manie übergeht; weicht diese, so kommt die Melancholie wieder und von beiden nimmt der Blödsinn seinen Ursprung. Eben diesen gradweisen Uebergang mufste Marsilius Ficinus bemerkt haben; denn er sagt, wenn der melancholische Saft sich entzünde und anbrenne, so entstehe die Wuth, und wenn er auslösche, so bleibe ein schwarzer Rufs übrig, der die Menschen dumm mache (*de studiosorum sanitate, lib. 1. cap. 5.*). Ich weifs auch, dafs zuweilen eine Manie ausbricht, ohne dafs eine Melancholie vorausgegangen wäre, allein diese Fälle sind entweder äufserst selten oder der Anfall der Melancholie dauert so kurze Zeit, dafs er nicht bemerkt wurde. Dieses habe ich schon öfters bestätigt gefunden."

Also der Anfang des Wahnsinns ist eine traurige und gedrückte Stimmung; ein Mifsbehagen bemächtigt sich des Kranken; in dem dumpfen Weben der Gefühle wird es ihm selber räthselhaft. Diefs Gefühl der Traurigkeit rührt her von einem Gefühl der Hemmung im Ablauf der psychischen Prozesse, das wie schon oben angedeutet, unmittelbar durch einen pathologischen Zustand begründet sein kann, oder es ist schon rückwärts durch eine Vorstellung erzeugt, welche in Widerspruch mit der fest gewordenen Persönlichkeit des Menschen tritt. Es überschleicht den Kranken eine Ahnung von etwas Seltsamen und Wunderbaren, was auf ihn hereinstürzen soll; es scheint zuerst gar kein bestimmter Gedanke, kein bestimmtes Gefühl herauszufinden zu sein, nur ein dunkles Wogen und Drängen nach einem unbestimmten Ziele hin. Nur der feinsten Beobachtung der Menschen, die den Kranken durch und kennen, kann es gelingen, den leise durchklingenden Grundton zu erlauschen. Es ist möglich, doch gehört freilich dazu eine Hingebung an die geistigen Zustände eines Andern, von der die meisten Menschen keine Ahnung und zu der sie keine Befähigung haben. Der Kranke sucht sich aus diesem unbehaglichen, ihn auseinanderzerrenden und aufreibenden Zustande herauszureifsen; er versucht sich aufzuregen, oft durch künstliche Mittel, Alles, was ihn umgiebt, ärgert ihn, schon defshalb, weil er sich selbst unbehaglich befindet, aber er sucht auch methodisch sich selbst Grund zum Aergernifs zu bereiten. Derselbe Zustand kommt auch später beim ausgebildeteren Wahnsinn wieder vor, und so erinnert sich gewifs jeder Irrenarzt an Kranke, die in dem Vorstadium der Tobsucht die andern Kranken, die Wärter, den Arzt methodisch zu provociren versuchten, damit sie irgendwie gereizt würden; sie wollen eine Veranlassung zur Wuth und durch sorgsame Fernhaltung eines jeden Aergernisses kann man den Ausbruch wol auf einige Zeit hinausschieben. Die unbedeutendste Veranlassung wird dann die Gelegenheitsursache zur Exaltation, zu grofser Heftigkeit, zum Ausbruche der sogenannten Tobsucht, die sich bis zur Wuth steigern kann. Der Kranke wird heftig, wenn und weil man ihm einen Wunsch verweigert oder wenn man ihn gewährt, oder wenn man ihm seinen Wunsch, ehe er noch ausgesprochen, erfüllt, so ärgert er sich, dafs man ihn wie ein unmündiges Kind verhätscheln wolle etc. Oder seine Exaltation tritt ein in Folge einer Sinnestäuschung, durch Stimmen, die ihn direkt beleidigen etc. Die Exaltation des Kranken und ihre gradweise Steigerung, die Tobsucht*), erscheint zunächst als Expansion der Gefühle doppelt in die Augen springend, gegenüber dem frühern Drucke, dann als schneller Flufs

*) Es ist nicht der Zweck dieser Darstellung, eine Schilderung der Symptome zu geben, die vollständig schon oft genug gegeben worden ist. Ich will nur versuchen, den Entwicklungsgang der Formen zu skizziren. Eine ausgezeichnete Schilderung der Manie, für mich die vollkommenste, die existirt, ist die von Jessen im Encyklopädischen Wörterbuch von Busch, Dieffenbach etc.

der Vorstellungen, die im Fluge bei dem Kranken vorbeijagen; die Heftigkeit, die bis zur Wuth, zur Zerstörungssucht wird, ist die Reaktion gegen das unheimliche Neue, was in den Kranken eindringt; bei Vielen kommt diefs nicht zum Bewufstsein und deshalb auch schwerer zur Aeufserung und zur Beobachtung; ich habe aber sehr oft von Tobsüchtigen die Worte gehört: sie müfsten toben, denn sie wären ja wahnsinnig.*) Man sieht, wie sich die Kranken selbst in die Höhe schrauben, zu immer gröfserer Heftigkeit aufstacheln, gleich als wollten sie durch ihr Schreien und Brüllen einen quälenden Gedanken übertäuben und vernichten. Hier hat diejenige Auffassung eine wenigstens theilweise Berechtigung, welche die Tobsucht als eine unmittelbare Steigerung der Furcht, des Zorns nimmt. Die theatralischen Bemühungen mancher Tobsüchtigen, die ihre Tobsucht in der Gegenwart Anderer steigern, um Aufsehn zu erregen, die viel ruhiger sind, wenn man fortgeht und sich gar nicht um sie bekümmert, gehören nicht hierher; es sind Erscheinungen, die auch vorkommen, aber keinen Gegenbeweis gegen die eben vorgebrachten Beobachtungen begründen. Die Lustigkeit eines Tobsüchtigen wird schwerlich den Eindruck einer wirklichen, aus ruhiger Zufriedenheit entspringenden Lustigkeit machen können; es liegt eine Wehmuth darin, die sich nicht leicht verkennen läfst; die Wahnsinnigen haben Humor, aber den bittersten, den es giebt. Wie tief der Widerstreit im Bewufstsein des Kranken begründet, wie wach und rege er bei dem hastigen Wechsel der Vorstellungen sei, geht mir aus der wiederholt angestellten Beobachtung hervor, dafs eine einzige Aeufserung von mir, welche die Erinnerung an den Wahnsinn einschlofs, bei Tobsüchtigen genügte, sie aus der stürmischen, scheinbaren Lustigkeit in eine niederdrückende Verzweiflung zu versetzen, die freilich nicht lange anhielt. — Diefs betrachte ich als den wesentlichen psychischen Vorgang, von dem die Tobsucht anhebt, der sich durch ihre Entwick-

*) Ein Kranker, den ich fragte, warum er so schrecklich lärmte, entwortete mir spottend: „Wissen Sie nicht, dafs ich verrückt bin, und Sie wollen Doktor sein?"

lung hinzieht; ich wiederhole, wüthende Delirien sind etwas Anderes; sie sind nur in ihrer äufsersten, in ihrer oberflächlichen Erscheinung mit der Tobsucht identisch; ebenso unterliegen rein periodische Paroxysmen, complicirt mit Krampfparoxysmen einer andern Beurtheilung. — Mehr äufserlich bedingt erscheint die Tobsucht als der Versuch zur Reaktion gegen den Widerstand und Zwang, der dem Kranken entgegentritt. Dieser Zwang ist ein unmittelbarer äufserer, um Gewaltthätigkeiten zu verhüten, aber auch ein innerer, weil der Kranke nicht erreichen kann, was er vorstellt und will. Wenn sich mit derselben Schnelligkeit Alles verwirklichte, was bei dem Kranken vorbeijagt, so würde sich seine Heftigkeit an der Vernichtung seiner eigenen Schöpfungen abmüden und aufzehren; so aber wächst sie durch Mangel an Verwirklichung zu immer ungestümerem Verlangen nach endlicher Befriedigung. Ich habe gesehen, dafs Tobsüchtige einen Gedanken in ihrer Erinnerung suchten; ihre Vorstellungen trieben sich wirbelnd um den einen Punkt herum, konnten ihn aber nicht treffen, nicht abgrenzen, und darüber wurden sie immer wüthender; oder sie konnten blos ein Wort, einen Ausdruck nicht finden. In Halle war ein Referendarius, der sich, wenn er Papier zum Schreiben in die Hände bekommen hatte, im dialektischen Zerfasern einfacher Begriffe manchmal so lange zerarbeitete, bis er tobsüchtig wurde. Er gab dann, wenn der sehr heftige, oft mehrere Tage dauernde Anfall vorüber war, jedesmal deutlich an, welcher Gedanke es gewesen sei, mit dem er nicht habe fertig werden können.

In der Tobsucht wird das ursprünglich die Krankheit Erzeugende schon deutlicher herausgebildet, als es in dem Vorstadium der Fall war; die Erkenntnifs des primären Zustandes, Affektes oder der Vorstellung wird durch den raschen Wechsel oft wieder überdeckt und verwischt, aber wenn man dem scheinbaren Gefasel solcher Kranken längere Zeit zuhört, so bemerkt man, dafs sie öfter auf einzelne Punkte zurückkommen, dafs einzelne Erinnerungen, einzelne Namen besonders häufig auftauchen, dafs eine neue Reihe bunter Wahnvorstellungen von einem bestimmten Punkte wieder anhebt. Solche Beobachtungen sind in manchen Fällen, wo man über den Kranken nichts weiter weiſs, die einzigen Anhaltspunkte für die Beurtheilung seines psychischen Lebens. Im Anfange einer tobsüchtigen Aufregung ist dieſs am deutlichsten; zuerst geht die Anknüpfung und Verknüpfung nach Gesetzen der Causalität vor sich; der innere, wesentliche Zusammenhang der Vorstellungen treibt zu ihrer gegenseitigen Association; später werden die Associationen mehr nach äuſsern, unwesentlichen Eigenschaften gemacht; die entlegensten und differentesten Dinge werden zusammen geworfen, bis sich mit der Abnahme der Aufregung die peripherische Ausbreitung wieder mehr in's Centrum zurückzieht und der Wahnsinn selbst sich bestimmter hervorhebt. Der Uebergang ist wieder kein unmittelbarer, scharf abgegrenzter, sondern noch durch vielfache Hebungen und Senkungen sich hindurch windend. Oft bedingt die körperliche Anstrengung beim Paroxysmus der Tobsucht, die natürlich darauf folgende groſse Abspannung ein ziemlich lange dauerndes Stadium der Depression, in dem der Kranke Mühe hat sich zu besinnen.

Im Wahnsinn wird mit der äuſseren Ruhe der Bewegungen auch das Gemüth ruhiger; die ursprüngliche Wahnvorstellung hat sich aus der Tobsucht gerettet und fängt an sich zu verdichten. —

Der falsche Inhalt des Denkens, wie er uns in der Tobsucht schon entgegentritt, rührt, wenn er nicht schon etwas Traditionelles, dem Kranken von auſsen her unmittelbar Mitgetheiltes ist, zuerst von dem Bestreben her, sich seine dunklen Gefühle zu e r k l ä r e n. G r i e s i n g e r hat dieſs scharf und richtig entwickelt. Es werden dem Gefühl entsprechende Vorstellungen geschaffen; für das Gefühl eines Schmerzes wird irgend eine Ursache gesucht, und der Geisteskranke bemüht sich als Ausdruck dafür eine auſser ihm stehende Persönlichkeit zu finden, eine fremde Gewalt. Bei dieser geistigen Arbeit hat die ganze frühere Anlage, geistige Entwicklung, Bildung des Geisteskranken einen ungeheuren Einfluſs, oder diese

Momente haben vielmehr allein die entscheidende Stimme; von ihnen hängt die specifische Form und der Inhalt der Wahnvorstellungen ab; derselbe Schmerz, dasselbe Gefühl der Angst gestaltet sich in tausend verschiedenen Individuen zu eben so vielen verschiedenen Vorstellungen. (cf. Joh. Müller Phantastische Gesichtserscheinungen pag. 69.) Die Verschiedenheit der Wahnvorstellungen, also auch der Vorstellungen überhaupt, nur von dem zunächst einwirkenden sinnlichen Eindruck ableiten zu wollen, müfste dazu führen, verschiedene Hirnfasern für verschiedene Gedanken aufzufinden. In der That hat Dr. Nathanson im Archiv für physiologische Heilkunde, Th. 3. S. 575, auf eine solche Klassifikation der Nerven hingearbeitet. Sein Versuch ist indefs ohne weitere Folgen geblieben. — Die Erscheinung, dafs der Geisteskranke Alles nach aufsen wirft, was in ihm vorgeht, geht durch alle Formen hindurch. Das Gefühl des Beherrschtwerdens, des Hingegebenseins an eine fremde dunkle Gewalt ist eben so gut in der sogenannten Melancholie, die man im Gegensatze zu den Formen mit gesteigertem Selbstgefühl (*exstasis paranoica*) als Innerlichkeit auffafst, zu finden, wie in den andern, nur mit dem Unterschiede, dafs das Bedrücktwerden in dem einen Falle als die Thätigkeit einer bösen feindlichen Gewalt, in dem andern mit erhöhtem Selbstgefühl die hohe Bedeutung des Kranken als die Gunstbezeugung eines glücklichen Zufalls oder als die Belohnung für eine andere ausgezeichnete Eigenschaft erscheint. In ihrer höchsten Entwicklung wird die Entäufserung der Persönlichkeit zur völligen Entzweiung, zu einem Doppelleben, zu einer Spaltung des Fühlens, Denkens und Wollens in zwei Hälften (cf. Fall VII. und IX.). Der psychische Prozefs der Entäufserung ist gar nichts Neues; wir haben ihn auch in unserm Leben. Der Unterschied dürfte höchstens darin bestehen, dafs der gesunde Mensch sich selber aus seiner Entfremdung sogleich wieder zurückzwingt, der Geisteskranke sich manchmal vergifst und sich draufsen stehen läfst. Die Zurückbeziehung des Kranken auf sich, der Glaube, dafs Alles, was geschieht, um seinetwillen geschehe, ist erst ein secundärer Vorgang, aber in seiner Ueberschwänglichkeit ebenfalls charakteristisch. (cf. die Bemerkungen zu F. IV.) Die Wahnvorstellung wird, wenn sie aus der Aufregung sich zurückgefunden hat, allmählich der Mittelpunkt einer ganz neuen Weltanschauung. Es ist interessant, sich dabei über das Verhältnifs, in das sich der Kranke zur Zeit stellt, klar zu werden. Voll von Wahnideen kümmert er sich selten über sein gegenwärtiges Schicksal; er verachtet die Gegenwart, er lebt in der Zukunft. Er erwartet und verheifst für die spätere Zeit die Erfüllung seiner Hoffnungen, und weil er in seiner Einbildung der Zukunft sicher, fühlt er sich oft weit über seine unglückliche Lage hinweggehoben. So schweifen auch seine Hallucinationen träumend in die Zukunft. Wenn sich aber doch das Bedürfnifs regt, sich noch besser über seine wahnsinnigen Hoffnungen auszuweisen und zu rechtfertigen, so werden die Beweise dafür zunächst aus der Vergangenheit genommen. Hierher gehören z. B. die Erzählungen vom Vertauschtwerden in der Kindheit. Mit der Vergangenheit fertig zu werden, wird dem Geisteskranken indefs viel schwerer; seine Erinnerung bildet eine zu feste Grundlage von gesundem Material; wenn er diese erst unterwühlt, vergiftet und in seinen Wahnsinn hineingezogen hat, dann ist's auch mit seiner Gegenwart ganz vorbei und er ist ein Narr geworden. (cf. Ideler Seelenheilkunde, 2. Th. S. 442.) Dazwischen steht noch die Verrücktheit, die allerdings der Narrheit näher steht, als Tobsucht, die aber in ihrer Zähigkeit, am Wahne festzuhalten, eine Fülle des geistigen Lebens aus sich entwickelt und zu einer solchen Vergeistigung des Lebens, zu so hoher idealer Anschauung kommen kann, dafs ich sie, wie Griesinger diefs gethan hat, noch nicht als einen Schwächezustand bezeichnen möchte.

Im Wahnsinn sind nun die einzelnen Formen nach dem Inhalt, nach der Beschaffenheit der Wahnvorstellungen, nach ihrem Ursprunge, von einander zu sondern. Hier haben wir einen Wahnsinn aus Ehrgeiz, aus Eitelkeit, Erotomanie, Dämonomanie, religiösen Wahnsinn, Wahnsinn aus Eifersucht etc.

Jede einzelne dieser Formen kann nach ihrem Inhalte, nach ihrer innigern oder entfernteren Verknüpfung mit gemüthlichen Interessen auf einer Stufe der Entwicklung vorwaltend verweilen; sie kann die andern Entwicklungsgrade so rasch durchlaufen, dafs sie für eine weniger aufmerksame Beobachtung sich von vornherein auf einer Stufe fixirt zu haben scheint; sie erscheint vorwaltend als Melancholie, als Tobsucht, als Wahnsinn; es kann die Exaltation des Gemüthes als Schwärmerei oder die Depression vorherrschen, oder eine Wahnvorstellung die Aufmerksamkeit hauptsächlich in Anspruch nehmen. Die psychologische Betrachtung eines einzelnen Falles hat die Aufgabe, seine Entstehung aus einer sinnlichen Vorstellung (Schmerz, Illusion, Hallucination etc.) zu verfolgen, dann die Anknüpfung an den eigentlichen Menschen, wie er seiner ganzen Individualität nach ist, nachzuweisen, und endlich den sich bildenden Wahnsinn durch die Uebergänge der Formen in sein Gehege, das er als Obdach und Schutz für sich aus Wahnvorstellungen aufführt, zu begleiten. Frühere Bemerkungen über den Rückbildungsprozefs des Wahnsinns, über die Reconvalescenz, schliefsen sich als Ergänzung hier an. (Zeitschr. für Psychiatrie, 1846. 1. Hft.) Mit dem Versuche der Entwicklung des Wahnsinns, wie ich sie gegeben, ist dem Nachweis des Parallelismus der psychischen Vorgänge mit materiellen nicht entgegentreten; ich sage Parallelismus, denn der Nachweis der völligen Identität kann sich, wenn wir überhaupt analytisch verfahren wollen, erst durch und nach dem erstern ergeben, aber ich scheue mich bis jetzt, dunkle Ansichten schon zu festen Grundlagen meiner Arbeiten in der Psychiatrie zu machen.

Druckfehler.

Seite.	Zeile.		
6	11	v. o. lies	trügt statt trägt.
56	38	- - -	vermögend statt vermögen.
81	22	- - -	hervorgehend stett hervorragend.
86	2	- - -	Exsudate statt Exdukte.
-	4	- - -	- - - - -
87	27	- - -	*mouche* statt *monuche*.
92	10	- - -	Festeren statt Ersteren.
-	13	- - -	auf ein nach der Individualität etc.
95	19	- - -	eine psychische Erkrankung statt seine etc.
96	12	- - -	Starrheit statt Narrheit.
-	17	- - -	wahren statt wehren.

Druck von G. Reimer in Berlin.